孟河丁甘仁医案

丁甘仁　著

朱建平　许　霞　点校

U0200431

学苑出版社

图书在版编目（CIP）数据

孟河丁甘仁医案/丁甘仁著；朱建平，许霞点校.—北京：学苑出版社，2012.2（2019.3 重印）

ISBN 978-7-5077-3951-0

Ⅰ.①孟… Ⅱ.①丁…②朱…③许… Ⅲ.①医案-汇编-中国-现代 Ⅳ.①R249.7

中国版本图书馆 CIP 数据核字（2012）第 014963 号

责任编辑: 黄小龙

出版发行: 学苑出版社

社　　址: 北京市丰台区南方庄 2 号院 1 号楼

邮政编码: 100079

网　　址: www.book001.com

电子信箱: xueyuan@ public. bta. net. cn

销售电话: 010-67675512、67678944、67601101（邮购）

经　　销: 新华书店

印 刷 厂: 北京画中画印刷有限公司

开本尺寸: 880×1230　1/32

印　　张: 8.75

字　　数: 189 千字

印　　数: 3001—5000 册

版　　次: 2012 年 2 月第 1 版

印　　次: 2019 年 3 月第 2 次印刷

定　　价: 48.00 元

前　　言

中医诊治疾病，重视因人因时因地制宜，讲究辨证论治。辨证论治是中医应对临床千变万化病情的基本理念，历代医家秉承这一理念，开展了大量鲜活的临床实践，积累了丰富的经验，这些宝贵经验在医案中得到集中的体现。所以，清代医家周学海说："宋后医书，惟案好看，不似注释古书，多穿凿也。"近代国学大师章太炎亦言："中医之成绩，医案最著。欲求前人之经验心得，医案最有线索可寻。寻此钻研，事半功倍。"

近代（1840～1949）在中医发展史上是一个具有极其特殊地位的时期。一方面，西方的坚船利炮打开了闭锁已久的天朝国门，外国的科学技术知识如同潮水般涌进了中国；另一方面，中国固有的传统医学也发展到了一个新的高度，温病学的发展，使得中医对外感热病的认识和治疗手段，有了巨大的突破。

此期出现了一大批名医，其代表群体如"孟河四家"费、马、巢、丁，"北京四大名医"萧龙友、孔伯华、汪逢春、施今墨等，他们不仅熟悉经典，精擅临床，名震当时，而且还兴办学校，教育人才，培养出一大批名医。如承费氏之学者，有余听鸿、陈景岐、费绳甫父子和薛逸仙等。承马氏之学者，如丁甘仁、贺季衡、邓星伯、沈奉江、赵竹泉等，对后世留下巨大的影响。丁甘仁则曾联合夏应堂、谢观于1917年创办中国第一所中医学校（后改名上海中医学院），开创中医教育新纪元；后又创办女子中医学校、《国医杂志》，发起成立"江苏中医学会"，并首任会长；开设沪南、沪北两所广益中医院，培养了程门雪、黄文东、盛梦仙、秦伯未、张伯臾等一批中医名家。

本次整理拟选取其中有特色的中医名家医案进行整理，包括"孟河四家"中影响最大的的费、丁二氏，江南医学世家第19代传人的御医陈莲舫，以治肝著称的王旭高，"北京四大名医"中的汪逢春。这些医案版本精良，要素完备，临床疗效卓著，医理分析丝丝入扣，理法方药给人启迪，经认真点校整理，可方便临床医生阅读参考。

点校者

2008年6月1日于北京

整 理 说 明

丁甘仁（1865～1926），名泽周，江苏武进孟河镇人。丁家三世业医，堂兄丁松溪学医于孟河名医费伯雄，尽得其传。丁甘仁初从丁松溪学，继从圩塘马文清，又从孟河名医后为清室御医的马培之学，勤奋笃行，尽得马氏医术。初在无锡、苏州等行医，后经巢崇山推荐，迁上海仁济善堂施诊，医道大行。曾问业于汪莲石，治伤寒之学。1916年，联合夏应堂、谢观等创办上海中医专门学校，先后成立沪南、沪北广益中医院。论治外感热病，能融会伤寒、温病学说之长，用药轻灵，以轻去实。治疑难杂病，能于诸家中择善运用；诊治外科诸疾、喉科烂喉丹痧，亦颇有成就。丁甘仁是继费伯雄、马培之之后，孟河学派的又一位中坚人物。

《孟河丁甘仁医案》，15卷，丁甘仁撰，丁济万编，程门雪、朱振声、陶可箴、钱乃振、刘佐彤、宋大仁等校订，刊于1927年，又名《丁甘仁医案》、《丁氏医案》、《孟河丁甘仁先生医案》、《孟河丁氏验案》等。卷1～12为内科病证，分中风、类中、伤寒、风温、暑湿、湿温、霍乱、疟疾、泄泻、痢疾、咳嗽、肺痈、吐血、虚损、喉痧、痹症、痿症、消渴、痉症、肿胀、脚气、黄疸、胸痹、脘胁痛、少腹痛、神志、头痛眩晕、肝阳肝气、呃噫、疝气、癃闭、遗精、淋浊、便血、溲血、衄血等门，卷13为调经、胎前、产后、崩漏、带下门等妇产科病证，卷14外科病证有脑疽、天疽、骨槽风、牙疳、牙岩、大头瘟、时毒、瘰疬痰核、痰毒、痰瘤、血瘤、气瘿、发背、乳岩、肝疳、肺疳、鼻痔、鼻疳、疔疮、湿疮、痔疮、缩脚阴痰，卷 15 为膏方门、临证笔记。共收载病案400 多则。所载医案，必详录脉象、舌苔、症状、病理，辨阴阳表里，究经络脏腑，审证求因，以因求治，因治制方遣药，论述严谨精当，理法方药丝丝入扣。治外感热病，能融伤寒与温病两法；对杂病，先定六经，后加辨证；治外科病，整体着眼，治疗内外兼施。丁氏崇尚和缓，用药轻灵，无猛峻之剂。本书中不少重病险证的治疗经验，颇有启迪价值。本书内容丰富，条理清晰，是一部优秀的医案作品。

　　本次点校有几点说明：

　　1. 本书以 1927 年上海华丰印刷铸字所铅印本为底本，以建国后诸排印本为参校本。

　　2. 各版本不同时，选择采用本校、他校、理校等校勘方法。原著中冷僻的难读字，采用拼音加直音的方法注音；疑难词句，加以注释。如遇有缺笔残字，径予改正，不再出注。

　　3. 本书采用横排、简体、新式标点符号。原书竖排时，表示上文所用的"右"字，现均改为"上"字；表示下文所用的"左"字，均改为"下"字。

　　4. 底本目录如与正文不一致时，以正文内容为准。

　　5. 为保持原著风貌，对书中涉及国家禁用的动、植、矿物药，不作删改，仅供参考；对原书使用的旧制计量单位，亦不作改动，可参照书末附录新旧计量换算表。

点校者

2008 年 6 月

目　录

马序…………………………………… 马福祥（1）

王序…………………………………… 王蕴章（2）

夏序…………………………………… 夏绍庭（4）

王序…………………………………… 王仲奇（6）

曹序…………………………………… 曹家达（7）

陶序…………………………………… 陶可箴（9）

许序…………………………………… 许半龙（10）

秦序…………………………………… 秦伯未（11）

丁甘仁先生别传………………………… 曹家达（13）

卷一 ……………………………………………（15）

中风门 …………………………………………（15）

类中门 …………………………………………（20）

卷二 ……………………………………………（24）

伤寒门 …………………………………………（24）

卷三 ……………………………………………（35）

风温门 …………………………………………（35）

暑湿门 …………………………………………（48）

湿温门 …………………………………………（55）

卷四 ……………………………………………（76）

霍乱门 …………………………………………（76）

疟疾门 ·· (80)

泄泻门 ·· (84)

痢疾门 ·· (89)

卷五 ·· (98)

咳嗽门 ·· (98)

肺痈门 ··· (116)

吐血门 ··· (118)

虚损门 ··· (127)

卷六 ··· (132)

喉痧门 ··· (132)

　白喉 ··· (133)

　红痧 ··· (134)

　痧后门 ·· (134)

喉痧症治概要 ·· (136)

　时疫烂喉、痧麻、正痧、风痧、红痧、

　　白喉总论 ·· (136)

　时疫喉痧门方 ·· (138)

　吹药 ··· (140)

　痧毒敷药 ·· (141)

　验案 ··· (142)

录慈溪邵琴夫先生《喉痧有烂喉白喉之异论》 ··· (146)

录元和金保三先生《烂喉痧痧辑要》说 ········· (148)

叶天士先生烂喉痧医案 ········· (149)

录《烂喉痧痧经验阐解》 ················ (149)

论症 ··· (151)

要方备查 ·· (153)

卷七 ……………………………………………… （156）

痹症门 ……………………………………………… （156）

痿症门 ……………………………………………… （161）

消渴门 ……………………………………………… （163）

痉症门 ……………………………………………… （165）

卷八 ……………………………………………… （167）

肿胀门 ……………………………………………… （167）

脚气门 ……………………………………………… （177）

黄疸门 ……………………………………………… （179）

卷九 ……………………………………………… （185）

胸痹门 ……………………………………………… （185）

脘胁痛门 …………………………………………… （189）

少腹痛门 …………………………………………… （194）

虫痛 ……………………………………………… （196）

卷十 ……………………………………………… （197）

神志门 ……………………………………………… （197）

不寐 ……………………………………………… （198）

头痛眩晕门 ………………………………………… （200）

肝阳肝气门 ………………………………………… （202）

呃嗳门 ……………………………………………… （204）

卷十一 ………………………………………… （206）

疝气门 ……………………………………………… （206）

癃闭门 ……………………………………………… （206）

遗精门 ……………………………………………… （207）

淋浊门 ……………………………………………… （208）

毒症 ……………………………………………… （209）

卷十二 ………………………………………………………… (210)

便血门 …………………………………………………………… (210)

溲血门 …………………………………………………………… (212)

衄血门 …………………………………………………………… (214)

卷十三 ………………………………………………………… (216)

调经门 …………………………………………………………… (216)

胎前门 …………………………………………………………… (220)

产后门 …………………………………………………………… (223)

崩漏门 …………………………………………………………… (230)

带下门 …………………………………………………………… (231)

卷十四 ………………………………………………………… (233)

外科 ……………………………………………………………… (233)

脑疽 …………………………………………………………… (233)

天疽 …………………………………………………………… (234)

骨槽风 ………………………………………………………… (236)

牙疳 …………………………………………………………… (238)

牙岩 …………………………………………………………… (238)

大头瘟 ………………………………………………………… (238)

时毒 …………………………………………………………… (241)

瘰疬 …………………………………………………………… (242)

痰核 …………………………………………………………… (243)

痰毒 …………………………………………………………… (244)

痰瘤 …………………………………………………………… (245)

血瘤 …………………………………………………………… (245)

气瘿 …………………………………………………………… (246)

发背 …………………………………………………………… (246)

乳岩 ………………………………………………… （250）

肝疽 ………………………………………………… （252）

肺疽 ………………………………………………… （253）

鼻痔 ………………………………………………… （253）

鼻痔 ………………………………………………… （253）

疔疮 ………………………………………………… （254）

湿疮 ………………………………………………… （254）

痔疮 ………………………………………………… （254）

缩脚阴痰 …………………………………………… （255）

卷十五 ……………………………………………… （257）

膏方门 ……………………………………………… （257）

临证笔记 …………………………………………… （261）

跋一 ………………………………………………… （266）

跋二 ………………………………………………… （267）

附录　新旧计量换算表 ……………………………… （268）

马　序

　　丁甘仁先生，孟河名医也。孟河故医学渊薮，而先生独超。其再传至济万君，箕裘弗替，衣钵克承，以祖庭心法之所得，分门别类，列为医案，公诸当世，悬壶申江者有年矣。丁卯夏，仆漫游沪上，一见如故，名下无虚，察色观豪，应手回春，斯固颖悟华琳，似饮上池之水，薪传橘井，厌窥中古之书者矣。嗣出所撰思补山房医案见示，属为之序文。夫医之为术，济世活人，而世往往视为神秘，深隐莫测，如佛家之心印，道家之口诀，致使数千年之医学，竟尔失传。至如扁鹊、华佗之流，史存其文，术亡其旧。于是西医以解剖之精，研几之审，起而代之，而中华医术，势将为时代之落伍者，良可慨也！济万君有鉴于此，感喟而兴，振乃祖之心得，付梨枣而遍观，成一家之言，为万世之方，析疑辨难，矫末俗之肤受，苦心勤求，挽既失之国粹，此盖为耶之慈善，墨之博爱，而吾儒之所谓仁者爱人者也。

　　甘仁先生后起有人，精灵万古，于兹益信已。

丁卯嘉平月上浣日　　陇右马福祥序

王 序

古方书之见于著录者，有长桑君之《禁方》，葛洪《肘后救卒方》，陶弘景《补肘后救卒备急方》，孙思邈之《千金方》，以及华佗漆叶青黏之散，素女玉机金匮之藏，片羽吉光，珍为秘笈。盖医之有方，犹史之有课，史之有评，诗之有品，书之有断，于以考镜得失，钩稽利病，非徒垂空文以自见者比也。《周礼》医师岁终则稽其医事，以制其食，十全为上，十失一次之，十失二又次之，十失三更次之，十失四为下。所谓稽其医事者，度亦取其方案，以验其成绩之良否耳。宋代编辑名方，颁行天下郡国，述时疫之状，至为纤悉。庆历中，范文正达言自京师以逮四方，学医之人，皆聚而讲习，以精其术，黜庸谬，拯生灵，倬然为治道之助，其重视医术，犹不失周礼之遗意。夫医之为道，至精且专，病者托其生命于医师之手，呼吸之间，生死以之，故有不为良相之喻。叔季以还，学术衰落，不独于医道然也，而脉不审枢阃，味不辨哎咀，昧帏中之十指，忘涪上之六微，形上也而形下际之，陈陈相因，恬不为怪。试过夫一哄之市，彼家和缓而户岐区者，上者，浮光掠影，幸而有瘳，自矜首功，不幸而否，亦不任咎。若是者，其用心至巧，而其弋大名也亦至速。下焉者，则直冥途摘埴，如大匠之操刀而割耳。苟有能著书立说，本其平日学识经验所得，明诏当世，以共事切磋者，则且心折而目笑存之，然而卒亦不数数觏，盖医道之难能而可贵也如此。余频季客海上，习习闻丁甘仁先生之名，客夏旧患便血症大剧，镇海金君雪塍语余，非求治于丁先生不可。因为予言其处方治病事甚悉，乃驱车往访。至则遇先生于门，盖已日旰罢诊矣。越数日而讣至，匆匆一面，竟成千古，自怅求益之晚。嗣乞其文孙济万诊断，不一月而所患若失。济万之学，一出先生。过从既数，辄因济万而思及先生，以未得亲炙为憾。一日，济万出所集先生方案示余，以墨首之文相属。余受而读之，恍若亲承先生之绪论，证以金君所言，又往往而合，夙昔怀想，为之大慰。夫医非三世不专，非九折不精。先生之矫然自异，济万之恪守祖德，皆晚近所罕见，丁氏之以医世其家也有以哉！昔扁鹊之治病也，饮药三十日，视见垣一方，与科学家之所谓爱格司光者，照人藏府，洞见症结，将毋同？济万虚中劬学，铄而不舍，行且媲美昔贤，宁止发扬家学，聊于此书，一发其凡。若夫先生之勤味道腴，术擅活人，则精于医者，类能道之，毋竢余之赘言云。

丁卯十有一月元古　西神王蕴章谨序于秋平云室

夏　序

　　医何尚乎有案，案何尚乎有方。方者，效也；案者，断也。案有理有法，穷其因，详其证，而断以治。方有君有臣，有正有反，有奇有偶，因其过，去其偏，而持乎平，平即治，治即愈矣。慨自长沙以降，名贤如鲫，著述之多，更仆难尽。至于今日，读者不暇举其名目，遑论其所说哉。即其说也，亦复各持一端，善于此者毁于彼，主于此者奴于彼。而更句繁浯叠，篇重简复，片言可尽，累卷难穷，虽妙语如环，动人耳目，而清淡徒尚，无补实用。论不能必其有用，用不能必其有效，徒使学者目眩耳迷、徘徊歧路。尽信书则不如无书，以有涯之生，致无穷之学，其不殆者寡矣。博以求约，信而有征，则医案是尚。盖医案之作，因证求因，以因求治，因治制方，以方观效。其效也，如鼓应桴；其不效也，如日月之食，非可以空言搪塞，敷语维持也。后之学者，按图以索，亦步亦趋，损益成法，错纵新意，因规矩以成方圆，举一隅而得三反，其用宏，其效著矣。案之佳者，首推清代，徐尤叶薛，各有专精，宅诵家传，奉为鸿秘。惟精于此者拙于彼，癖于补者难于攻，殆所谓专精易得，众善难求者欤。甘仁丁先生，系出孟河。孟河固多名医，先生耳目所及，取精拮华，益复上追古人，穷研至理，镕古铸今，内外兼善，盖无病而不治，无治而不瘥者也。悬壶海上，户限为穿，社会推为良工，医界让为巨擘。绍庭几席追陪，谬承知己，谊同昆季，进于友师，磨琢切磋，获益无既。惜乎仁者不寿先生遽归道山，马首难瞻，他山莫助，此绍庭所为嘻吁流涕者也。乃者，先生文孙济万，克承先志，收辑遗案，编订成书，以资后学之观摩，以作同道之借镜，意至善也。辱承不弃，索序于余。惭余无学，不足以序先生，惟以为医案之关系医道也如此其钜，而先生之学问，为绍庭所深知，则此编之有益于同道、于后学，盖无待乎烛照数计而龟卜矣。是为序。

丁卯年冬月　应堂夏绍庭谨撰

王 序

　　阴阳五行，参伍错综，迭相为用。气有偏胜，故理有扶
抑，其间轻重疾徐，酌其盈，剂其虚，补其偏，救其弊，审
察乎毫厘之际，批导乎郤窾之中，盖戛乎其难哉。先生以孟
河宿学，为歇浦良师，其根柢之深，经验之富，固不待赘
言。文孙济万来汇先生遗案成帙，将寿诸枣梨，征序于余。
余笑曰：是殆以管蠡之见，窥天而测海也。虽然，余尝与先
生相会诊，见其虚衷抑己，恒心折焉。今读其所遗医案，信
乎先生之学，真能明阴洞阳，酌其盈，剂其虚，补其偏，救
其弊，而有功于后学也。非根柢之深，经验之富，其孰能与
于斯！

丁卯十月　古歙王仲奇谨撰

曹　序

予之得交甘仁先生也有年矣。先生尝曰：道无术不行。昔固闻而疑之。窃谓江湖术士，有时自秘其长，以要人重币，医虽小道，为病家生命所托，缓急死生，间不容发，何处可用术者？先生曰：是有说焉。昔者卞和得良璞，献之荆台，楚王以为燕石也，三献不受，卒刖卞和之足。齐王好竽，雍门子抱琴立于王门，三年不得见。夫雍门子之琴诚善矣，其如王之不好何？夫交浅言深，取信良难，况在死生存亡之顷，欲求速效，授以猛剂，则病家畏；素不相习，漫推心腹，则病家疑；疑与畏交相阻，虽有上工良剂，终以弃置不用。呜呼！此亦荆台之璞，王门之琴，卞和、雍门子所为痛心者也。闻古之善医者，曰和曰缓，和则无猛峻之剂，缓则无急切之功。凡所以免人疑畏而坚人信心者，于是乎在，此和缓之所以名，即和缓之所以为术乎。先生之言如此，可以知所尚矣。嗟夫！自金元四家而后，各执仲景一偏，以相抵牾，异说蜂起，统系亡失，叶薛以来，几于奄忽不振。先生愀然忧之，每当诊治，规定六经纲要，辄思求合于古。故其医案，胸痹用瓜蒌薤白；水气用麻黄附子甘草；血证见黑色，则用附子理中；寒湿下利，则用桃花汤，湿热则用白头翁汤；阳明腑气不实，则用白虎汤；胃家实，则用调胃承气；于黄瘅则用栀子柏皮，阴黄则用附子。虽剂量过轻，于重症间有不应，甚或连进五六剂，才得小效，然此即先生之道与术，所以免人疑畏者也。先生自去岁归道山，文孙济万，将举而付之剞劂，问序于予。予率性婞直，宁终抱卞和之璞，雍门之琴，以待真赏，于先生遗说，背负良多。爰略举大凡，俾读先生医案者，得以考焉。

　　　　　　　　　丁卯冬十一月　颖甫曹家达谨序

陶　序

　　昔者淳于意尝自录治验，上之史氏，以示治病之要，乃后世医案之嚆矢也。元明以降，此风大炽，而可传之作，寥若晨星。迫于近今，更渺不可得。盖驳杂而不醇，验与不验，不复计焉。而箴于海上，乃得丁师甘仁，师上追轩岐之奥旨，中发仲景之原理，晚得叶、王之治法，实昏夜之烛，空谷之音也。惜以诊务纷繁，席无暇暖，著作甚鲜，所存者惟医案数卷而已。文孙济万世兄，绳武祖德，不忍见手泽之湮没，校雠付刊，嘉惠后学，其功诚不浅，而吾师之作，自此传矣。箴椎鲁无文，不敢赞一辞，敬缀数言，聊志景仰云尔。

丁卯季秋　门人陶可箴谨序

许 序

　　半龙自毕业于中医专校，即束装还芦墟。乙丑春，丁师驰书相招，俾于广益善堂施诊。半龙自顾学识谫陋，惴惴如不胜。无何，千顷堂书肆索予《外科学大纲》，将以付之剞劂。予固不敢自信，因即就正丁师。师慨然曰：予自寓沪以来，从游者不下数百人，而于外科一道，研求者盖寡。今是编行世，不独为吾门光，抑亦造福于病家者，殊匪浅鲜也。越日，丁师为序文，辞意深挚，多所奖借。明年六月，半龙以避暑，暂归乡井，丁师即于月杪谢世。呜呼，可悲也已！今岁冬，文孙济万，将丁师外科医案，属为参校。予性疏懒，请谒之日常少，丁师乃不以为慢而优容之，又从而褒许之，今几日耳，深情厚貌，犹在目前，而丁师之墓草宿矣。然则予之不能已于言者，盖不惟泰山梁木之悲，亦聊以存知己之感也。

　　　　　　丁卯十一月　弟子许半龙敬书于中医专校

秦 序

丁卯冬仲，秉臣世兄辑录甘仁师医案，问序于余。余再拜受之。今世之所谓名医者，有三术焉。见病势较重，即多防变推诿之辞，为日后愈则居功，变则诿过之地，此其一也；专选平淡和平之药，动曰为某方所增损，以博稳当之名，可告无罪于天下，此其二也；和颜悦色，温语婉词，动效奴仆之称，求媚于妇女庸愚之辈，使其至死不悟，此其三也。三者之外，求见理明决，处方活泼，进而预定病势之吉凶，先言愈期之早暮者，百不得一焉。乃举世悠悠，孰分泾渭之日，于海上得丁师甘仁。师于黄帝、岐伯、越人、元化之书，既多心得，而尤致力于仲景古训。尝谓医有二大法门，一为伤寒之六经病，一为金匮之杂病，皆学理之精要，治疗之准则。更旁及刘、李、朱、张、天士、孟英辈，历代专集，比拟考求，发明其奥。盖不以术豪，而独以积学自高，宜其别病处方。展指上阳春，而沉寒忽散；泼壶中甘露，而元气顿光。有若洞垣之照，大还之丹，孟渎海滨，咸化为春台寿域矣。不幸去岁以微疾易箦，大吕黄钟，正音遽寂，茫茫宇宙，大觉焉求。平居又以诊务纷繁，著述鲜少，所存者仅《喉科概要》一卷而已。门生故旧嗟叹之余，因倩文孙秉臣世兄逻辑历年医案，以资流传。秉臣世兄宿承家学，临诊多时，其收集者，自当较同侪富且精也。虽然，先大父又词公以文学之暇，攻研医籍，名被浦江东西，召楼奚丈铸翁曾作《读内经图》赠之。迄今弃养垂十载，乡人士遇疾苦，犹有称道之者。家藏医案盈尺，余仅辑数十纸刊诸医学杂志，久欲付刊专集，未能偿愿。以视秉臣世兄之孝思，不禁又兴手泽之悲矣。

　　　　　　　　门弟子上海秦之济伯未甫敬撰

丁甘仁先生别传

丁君甘仁殁后，予既据生平实录，为之撰述家传。然先生良医也，以先生之绪论为予所得闻者，及今不为论次，后将无有知者矣。为作别传云。

甘仁先生既卒业于其乡，初行道于苏州，无所合，复东行之海上，乃大行。既而问业于汪莲石。汪令治伤寒学，于舒氏《集庄》，最有心得。由是凡遇杂证，辄先规定六经，然后施治。尝谓脑疽属少阴，发背属太阳，皆不当误投寒凉，此其大较也。又善易理。尝语予曰：夏至一阴生，易象为姤䷫，是阴气渐长，中阳渐虚，阳散于外，阴守于内。设持循而不乱，足以抵御天阳，当无暑热之病。设或过于饮冷，中阳不支，乃有洞泄寒中，及寒霍乱诸证。予因是悟附子理中及通脉四逆方治。冬至一阳生，易象为复䷗，是阳气渐长，里阴渐薄，阴寒在外，伏阳在内。设固闷而不耗，足以抵御寒气，则必无伤寒重证。惟妄为作劳，阴液散亡，阴不胜阳，乃有冬温之病。予是以悟少阴有大承气及黄连阿胶方治。予曰：善。先生于治病方药，知无不言，言无不尽。其论疔毒曰：热毒暴发，头面为重，甚有朝发而夕死者，乡村求药，去城市辽远，一时不及措手，惟有速取野菊叶，捣汁饮之，渣涂患处，消肿最速。予向者于吴姓验之。又曰：凡湿毒在里之证，正当祛之出表，但既出于表，宜重用大小蓟、丹皮、赤芍，以清血分余毒，不独外疡为然，即历节风

亦无不然。是说也，予近于戴姓妇人验之。又曰：凡心痛不
可忍者，急用乳香、没药，酒水合煎，可以立止。是说也，
予于江姓缝工验之。又尝言吴又可《温疫论》，最得仲景微
旨。予问其故，先生曰：《太阳篇》云：本发汗而复下之，
此为逆也；若先发汗，治不为逆。本先下之，而复汗之为
逆；若先下之，治不为逆。由前之说，则伤寒之治法也；由
后之说，则温热之治法也。予治夏秋之交热病，亦屡验之。
今先生往矣，惜乎相见日浅，绪论无多，故即夙昔所闻者，
著之于篇，俾后生小子，知吉光片羽之大可珍惜焉。

　　　　　　　　　丁卯冬十二月　世愚弟曹家达拜撰

卷 一

及门诸子程门雪、朱振声、陶可箴、钱乃振、刘佐彤、宋大仁同参

中 风 门

罗左　年甫半百，阳气早亏，贼风入中经腧，荣卫痹塞不行，陡然跌仆成中，舌强不语，神识似明似昧，嗜卧不醒，右手足不用。风性上升，痰湿随之，阻于廉泉，堵塞神明也。脉象尺部沉细，寸关弦紧而滑，苔白腻。阴霾弥漫，阳不用事，幸小溲未遗，肾气尚固，未至骤见脱象，亦云幸矣。急拟仲圣小续命汤加减，助阳祛风，开其痹塞，运中涤痰，而通络道，冀望应手，始有转机。

净麻黄四分　熟附片一钱　川桂枝八分　生甘草六分　全当归三钱　川芎八分　姜半夏三钱　光杏仁三钱　生姜汁一钱，冲服淡竹沥一两，冲服

另：再造丸一粒，去壳，研细末，化服。

二诊　两进小续命汤，神识稍清，嗜寐渐减，佳兆也。而舌强不能言语，右手足不用。脉息尺部沉细，寸关弦紧稍和，苔薄腻。阳气本虚，藩篱不固，贼风中经，经腧痹塞，痰湿稽留，宗气不得分布，故右手足不用也。肾脉络舌本，脾脉络舌旁，痰阻心脾之络，故舌强不能言，灵机堵塞也。

虽见小效，尚不敢有恃无恐，再拟维阳气以祛邪风，涤痰浊而通络道，努力前进，以观后效。

熟附片一钱　云茯苓三钱　川桂枝八分　姜半夏二钱　生甘草六分　枳实炭一钱　全当归二钱　光杏仁三钱　大川芎八分　炙僵蚕二钱　生姜汁一钱，冲　淡竹沥一两，冲

三诊　又服三剂，神识较清，嗜寐大减，略能言语，阳气有流行之机，浊痰有克化之渐，是应手也。惟右手足依然不用，腑气六七日不行。苔腻，脉弦紧渐和，尺部沉细。肾阳早亏，宗气不得分布，腑中之浊垢，须阳气通，而后能下达，经腑之邪风，必正气旺，始托之外出。仍拟助阳益气，以驱邪风，通胃涤痰，而下浊垢，腑气以下行为顺，通腑亦不可缓也。

生黄芪三钱　桂枝八分　附子一钱　生甘草五分　当归三钱　川芎八分　云茯苓三钱　风化硝五分　全瓜蒌三钱　枳实炭一钱　淡苁蓉三钱　半硫丸钱半，吞服

四诊　腑气已通，浊垢得以下行，神识已清，舌强，言语未能自如，右手足依然不用。脉弦紧转和，尺部沉细。阳气衰弱之体，风为百病之长，阳虚之邪风，即寒中之动气，阳气旺一分，邪风去一分。湿痰盘踞，亦藉阳气充足，始能克化。经所谓阳气者，若天与日，失其所则折寿而不彰，理有信然。仍助阳气以祛邪风，化湿痰而通络道，循序渐进，自获效果。

生黄芪五钱　生白术二钱　生甘草五分　熟附子一钱　桂枝八分　全当归三钱　川芎八分　姜半夏三钱　西秦艽二钱　怀牛膝二钱　嫩桑枝三钱　指迷茯苓丸五钱，包

服前方，诸恙见轻，仍守原法扩充。生黄芪用至八钱，

间日用鹿茸二分，研细末，饭为丸，陈酒吞服；大活络丹每五日服一粒，去壳研末，陈酒化服。共服六十余帖，舌能言，手能握，足能履。接服膏滋方，药味与煎药仿佛，以善其后。

沈左　年逾古稀，气阴早衰于未病之先。旧有头痛目疾，今日陡然跌仆成中，舌强不语，人事不省，左手足不用。舌质灰红，脉象尺部沉弱，寸关弦滑而数，按之而劲。良由水亏不能涵木，内风上旋，挟素蕴之痰热，蒙蔽清窍，堵塞神明出入之路，致不省人事；痰热阻于廉泉，为舌强不语；风邪横窜经腧，则左手足不用。《金匮》云：风中于经，举重不胜；风中于腑，即不识人。此中经兼中腑之重症也。急拟育阴熄风，开窍涤痰，冀望转机为幸。

大麦冬三钱　元参二钱　羚羊片八分，先煎汁，冲　仙半夏二钱　川贝二钱　天竺黄钱半　明天麻八分　陈胆星八分　竹茹钱半　枳实一钱　全瓜蒌四钱，切　嫩钩钩三钱，后入　淡竹沥一两，冲　生姜汁二滴，冲　至宝丹一粒，去壳，研末，化服

二诊　两投育阴熄风、开窍涤痰之剂，人事渐知，舌强不能言语，左手足不用。脉尺部细弱，寸关弦滑而数，舌灰红。高年荣阴亏耗，风自内起，风扰于胃，胃为水谷之海，津液变为痰涎，上阻清窍，横窜经腧，诸恙所由来也。本症阴虚，风烛堪虑！今仿河间地黄饮子加味，滋阴血以熄内风，化痰热而清神明，风静浪平，始可转危为安。

大生地四钱　大麦冬二钱　川石斛三钱　羚羊片四分，先煎汁，冲　仙半夏二钱　明天麻一钱　左牡蛎四钱　川贝母三钱　陈胆星八分　炙远志一钱　九节菖蒲八分　全瓜蒌四钱，切　嫩钩

钩三钱，后入　淡竹沥一两，冲服

三诊　叠进育阴熄风、清热化痰之剂，人事已清，舌强言语蹇涩，左手足依然不用。苔色灰红，脉象弦数较静，尺部细弱。内风渐平，阴血难复。津液被火炼而为痰。痰为火之标，火为痰之本，火不静，则痰不化，阴不充，则火不静。经腧枯涩，犹沟渠无水以贯通也。前地黄饮子既获效机，仍守原意进步。然草木功能，非易骤生有情之精血也。

西洋参钱半　大麦冬三钱　大生地三钱　川石斛三钱　生左牡蛎四钱　煨天麻八分　竹沥半夏二钱　川贝三钱　炙远志一钱　全瓜蒌四钱，切　鲜竹茹二钱　嫩钩钩三钱，后入　黑芝麻三钱

四诊　神识清，舌强和，言语未能自如。腑气行而甚畅，痰热已有下行之势。左手足依然不用。脉弦小而数。津液亏耗，筋无血养，犹树木之偏枯，无滋液以灌溉也。仍议滋下焦之阴，清上焦之热，化中焦之痰，活经腧之血，复方图治，尚可延年。

西洋参钱半　大麦冬二钱　大生地三钱　川石斛三钱　生左牡蛎四钱　仙半夏二钱　川贝三钱　全瓜蒌四钱，切　厚杜仲二钱　怀牛膝二钱　西秦艽二钱　嫩桑枝三钱　黑芝麻三钱

祁姬　中风延今一载，左手不能招举，左足不能步履，舌根似强，言语蹇涩。脉象尺部沉细，寸关濡滑，舌边光，苔薄腻。年逾七旬，气血两亏，邪风入中经腧，荣卫痹塞不行，痰阻舌根，故言语蹇涩也。书云：气主煦之，血主濡之。今宜益气养血，助阳化痰，兼通络道。冀望阳生阴长，气旺血行，则邪风可去，而湿痰自化也。

潞党参三钱　生黄芪五钱　生於术二钱　生甘草六分　熟附

片八分　川桂枝五分　全当归三钱　大白芍二钱　大川芎八分
怀牛膝二钱　厚杜仲三钱　嫩桑枝四钱　红枣十枚　指迷茯苓丸
四钱，包

　　此方服三十剂，诸恙均减，后服膏滋，得以收效。

　　李妪　旧有头痛眩晕之恙，今忽舌强不能言语，神识时
明时昧，手足弛纵，小溲不固。脉象尺部细小，左寸关弦小
而数，右寸关虚滑，舌光红。此阴血大亏，内风上扰，痰热
阻络，灵窍堵塞，中风重症。急拟滋液熄风，清神涤痰，甘
凉濡润，以冀挽救。

　　大麦冬三钱　大生地三钱　川石斛三钱　左牡蛎四钱　生石
决四钱　煨天麻八分　川贝三钱　炙远志一钱　天竺黄钱半　竹
沥半夏钱半　鲜竹茹钱半　嫩钩钩三钱，后入　淡竹沥一两，冲服
珍珠粉二分，冲服

　　此方服十剂，诸恙已轻。原方去竹沥、珠粉、天竺黄，
加西洋参钱半、阿胶珠钱半。

　　黎左　二年前右拇指麻木，今忽舌强语言塞涩，右手足
麻木无力。脉象虚弦而滑，舌苔薄腻。此体丰气虚，邪风入
络，痰阻舌根，神气不灵。中风初步之重症也。急拟益气去
风，涤痰通络。

　　生黄芪五钱　青防风一钱　防己二钱　生白术二钱　全当归
二钱　大川芎八分　西秦艽钱半　竹沥半夏二钱　枳实炭一钱
炒竹茹钱半　炙僵蚕三钱　陈胆星八分　嫩桑枝三钱

　　再造丸一粒，去壳，研细末，化服　五剂后恙已见轻，
去再造丸、枳实，加指迷茯苓丸三钱吞服。

廖左　体丰气虚，湿胜痰多，陡然跌仆成中，不省人事，小溲自遗，喉中痰声漉漉，汗多脉伏，身热肢冷。此本实先拨，真阳飞越，气血涣散，枢纽不交，虽曰中脏，实暴脱也。勉拟一方，聊尽人工。

别直参三钱　熟附子块三钱　淡竹沥二两　生姜汁一钱，同冲

类 中 门

严左　右手足素患麻木。昨日陡然舌强，不能言语。诊脉左细弱，右弦滑，苔前光后腻。此乃气阴本亏，虚风内动，风者善行而数变，故其发病也速，挟痰浊上阻廉泉，横窜络道，营卫痹塞不通，类中根苗显著。经云：邪之所凑，其气必虚。又云：虚处受邪，其病则实。拟益气熄风，化痰通络。

吉林参须一钱，另煎汁，冲服　云茯苓三钱　炙僵蚕三钱　陈广皮一钱　生白术钱半　竹节白附子一钱　炙远志肉一钱　黑穞豆衣三钱　竹沥半夏二钱　陈胆星八分　九节菖蒲八分　姜水炒竹茹钱半　嫩钩钩三钱，后入

二诊　舌强塞于语言，肢麻艰于举动，口干不多饮。舌光绛中后干腻，脉象右细弱，左弦滑，如昨诊状。心开窍于舌，肾脉络舌本，脾脉络舌旁，心肾阴亏，虚风内动，挟痰浊上阻廉泉。先哲云：舌废不能言，足痿不良行，即是痦痱重症。再仿地黄饮子意出入。

大生地三钱　云茯苓三钱　陈胆星八分　九节菖蒲一钱　川石斛三钱　竹沥半夏二钱　川象贝各二钱　炙远志一钱　南沙参

三钱 煨天麻八分 炙僵蚕三钱 嫩钩钩三钱,后入

三诊 昨投地黄饮子加减,脉症依然,并无进退。昔人云:麻属气虚,木属湿痰。舌强艰言,亦是痰阻舌根之故。肾阴不足是其本,虚风痰热乃是标,标急于本,先治其标,标由本生,缓图其本。以养阴之剂,多能助湿生痰,而化痰之方,又每伤阴劫液,顾此失彼,煞费踌躇。再拟涤痰通络为主,而以养正育阴佐之,为急标缓本之图,作寓守于攻之策,能否有效,再商别途。

南沙参三钱 云茯苓三钱 川象贝各二钱 西秦艽钱半 竹沥半夏二钱 炙远志一钱 炙僵蚕三钱 枳实炭一钱 煨天麻八分 广陈皮一钱 陈胆星八分 嫩钩钩三钱,后入 九节菖蒲一钱 淡竹沥一两 生姜汁两滴,同冲服

四诊 脉左细滑,右濡数,舌中剥,苔薄腻。诸恙均觉平和养正涤痰,通利节络,尚属获效,仍宗原法再进一筹。

前方去秦艽、枳实,加焦谷芽四钱,指迷茯苓丸四钱、包。

五诊 舌强言语謇涩,已见轻减,左手足麻木依然。脉象细滑,舌苔薄腻。投剂合度,仍拟涤痰通络为法。

照前方去煨天麻、焦谷芽、指迷茯苓丸,加生白术二钱、云茯苓三钱、竹节白附子八分。

钟左 类中舌强,不能言语,神识时明时昧。苔薄腻,脉弦小而滑,尺部无神。体丰者,气本虚,湿胜者,痰必盛。气阴两耗,虚风鼓其湿痰,上阻廉泉之窍,症势颇殆,舍熄风潜阳清神涤痰不为功。

生白芍三钱 云茯苓三钱 陈胆星八分 九节石菖蒲一钱

滁菊花三钱　　煨天麻八分　　川象贝各二钱　　蛇胆陈皮三分　　生石决一两　　竹沥半夏三钱　　炙远志一钱　　嫩钩钩三钱，后入

淡竹沥一两五钱，生姜汁两滴，同冲服

钱左　类中偏左，半体不用，神识虽清，舌强言蹇，咬牙嚼齿，牙缝渗血，呃逆频仍。舌绛，脉弦小而数。诸风掉眩，皆属于肝。阴分大伤，肝阳化风上扰，肝风鼓火内煽，痰热阻于廉泉之窍，肺胃肃降之令不行，恙势正在险关。勉拟地黄饮子合竹沥饮化裁，挽堕拯危，在此一举。

鲜生地四钱　　川石斛三钱　　瓜蒌皮二钱　　柿蒂十枚　　大麦冬二钱　　抱茯神三钱　　生蛤壳六钱　　老枇杷叶四张　　西洋参钱半　川贝母二钱　　鲜竹茹三钱　　嫩钩钩三钱，后入　　活芦根一尺，去节　淡竹沥一两

真珍珠粉一分，真猴枣粉一分，二味冲服

顾左　疥疮不愈，湿毒延入经络，四肢痿软，不能步履。痰湿阻于廉泉，舌强不能言语，口角流涎，脾虚不能摄涎也。《内经》云：湿热不攘，大筋软短，小筋弛长，软短为拘，弛长为痿。此证是也。恙久根深，蔓难图治，姑拟温化痰湿，通利节络，以渐除之。

潞党参二钱　　仙半夏二钱　　陈胆星八分　　木防己三钱　　生白术一钱　　陈广皮一钱　　西秦艽二钱　　全当归二钱　　竹节白附子一钱五分　炙甘草五分　　陈木瓜二钱　　紫丹参二钱　　酒炒嫩桑枝四钱　指迷茯苓丸五钱，包

董左　心开窍于舌，肾脉络舌本，脾脉络舌旁。外风引

动内风，挟湿痰阻于廉泉，横窜络道，右半身不遂已久。迩来舌强不能言语，苔薄腻，脉弦小而滑，类中风之重症。姑拟熄风涤痰，和荣通络。

左牡蛎四钱　朱茯神三钱　炙僵蚕二钱　淡竹沥一两五钱生姜汁二滴，冲服　花龙骨三钱　炙远志肉一钱　陈胆星八分　川象贝各二钱　仙半夏二钱　枳实炭一钱　西秦艽二钱　煨天麻八分嫩钩钩三钱，后入

金左　气阴本亏，外风引动内风，挟湿痰上阻廉泉，横窜络道，陡然右手足不用，舌强不能语言，神识时明时昧，口干欲饮。舌质红，苔薄腻，脉虚弦而滑。类中重症，急宜熄风潜阳，清神涤痰。

西洋参一钱五分　朱茯神三钱　煨天麻八分　生石决八钱大麦冬二钱　竹沥半夏二钱　炙僵蚕三钱　炙远志肉一钱　川石斛三钱　川贝母二钱　嫩钩钩三钱，后入　鲜石菖蒲一钱　淡竹沥一两　真猴枣粉二分，冲服

卷 二

孟河丁泽周甘仁著　长孙济万编辑

及门诸子程门雪、朱振声、陶可箴、钱乃振、刘佐彤、宋大仁同参

伤 寒 门

姜左　外寒束于表分，湿痰内蕴中焦，太阳阳明为病。寒热无汗，头疼，胸闷泛恶，纳谷减少。脉浮滑，苔薄腻。拟汗解化滞，重用表药。经云：体若燔炭，汗出而散。

淡豆豉三钱　赤茯苓三钱　炒枳壳钱半　生姜二片　净麻黄四分　姜半夏二钱　六神曲三钱　青防风一钱　陈广皮一钱　炒麦芽三钱　炒赤芍钱半

孔左　外邪袭于太阳，湿滞内阻中焦，有汗，恶风不解，遍体痠疼，胸闷泛恶，腹内作胀。宜疏邪解肌，化滞畅中。

川桂枝八分　仙半夏二钱　炒枳壳一钱　白蔻仁八分　炒赤芍钱半　陈广皮一钱　大腹皮二钱　六神曲三钱　紫苏梗钱半　苦桔梗一钱　赤苓三钱　制川朴一钱　生姜二片

白左　太阳之邪未罢，荣卫循序失常。形寒怯冷，咳嗽胸闷，遍体痠楚，纳少苔腻。宜桂枝汤。

川桂枝八分　象贝母三钱　仙半夏二钱　炒谷芽四钱　冬瓜子三钱　炒赤芍钱半　茯苓三钱　紫苏梗钱半　佩兰梗钱半　光杏仁三钱　炒枳壳一钱　陈广皮一钱　西秦艽钱半

张左　寒邪外束，痰饮内搏，支塞肺络，清肃之令不行，气机窒塞不宣，寒热无汗，咳嗽气喘，难于平卧，胃有蕴热，热郁而烦躁。脉浮紧而滑，数苔薄腻而黄。宜疏外邪以宣肺气，化痰饮而清胃热，大青龙加减。

蜜炙麻黄四分　云苓三钱　橘红八分　炙款冬钱半　川桂枝六分　象贝母三钱　半夏二钱　旋覆花钱半，包　石膏三钱　杏仁三钱　生甘草六分

袁左　伤寒两候，太阳之邪未罢，阳明之热已炽，热薰心包，神明无以自主，发热谵语，口渴欲饮，脊背微寒。脉浮滑而数，苔黄。宜桂枝白虎，一解太阳之邪，一清阳明之热。

川桂枝五分　仙半夏二钱　生甘草四分　连翘三钱　熟石青三钱，打　炙远志一钱　朱茯神三钱　知母钱半　生姜一片　红枣二枚

吴左　发热不退，胸闷呕吐，舌中有一条白苔，脉弦滑而数。太阳阳明未解，痰滞逗留，中焦气滞，宣化失司。当拟栀豉①汤疏解表邪，温胆汤蠲除痰饮，俾得邪从外解，饮从内化，则热可退，而呕吐自止。

---

①　豉：原作“鼓”，据文义改。

淡豆豉_{三钱}　黄芩_{钱半}　半夏_{二钱}　炒谷麦芽_{各三钱}　赤芍_{二钱}　生姜_{一片}　川桂枝_{四分}　竹茹_{钱半}　陈皮_{一钱}　鸡金炭_{钱半}　泽泻_{钱半}

王左　肾阴本亏，寒邪外受，太阳少阴同病，发热微寒，遍体痠楚，腰痛如折，苔薄腻微黄，脉象尺弱，寸关浮紧而数。太阳主一身之表，腰为少阴之府，风寒乘隙而入，荣卫不能流通，两感重症。姑拟阳旦疏达表邪，以冀速解为幸。

川桂枝　苏梗叶　北细辛　厚杜仲　丝瓜络　葱头　酒炒黄芩　淡豆豉　炙甘草　晚蚕沙　生姜

殷左　太阳病早下，邪不得达。复因饮食不谨，痰食盘踞清阳之位，脾胃升降失常。胸脘胀痛拒按，呕吐不能食。舌腻脉滑。脘为阳明之所。痰食阻于中焦则胀痛，胃气不得下降则呕吐，此结胸之症也。化痰滞则胀痛自消，和胃气则呕吐自止。拟小陷胸汤加减。

姜川连　陈皮　大砂仁　生姜　姜半夏　枳实　六神曲　姜竹茹　瓜蒌皮　制川朴　莱菔

范左　孩提之童，身热不扬，十余日不解。气阴已伤，邪陷少阴，阴盛阳衰，阳不流行，痰湿弥漫，嗜卧神疲，二便如常。脉沉细，苔薄腻。颇虑虚中生波，姑宜扶正达邪，温化痰湿。

云苓　炒谷芽　党参　柴胡　半夏　陈皮　生姜　红枣　附片　甘草

卫左　始由发热恶寒起见，继则表不热而里热，口干不欲饮，四肢逆冷，脉沉苔腻。加之呕恶呃逆，大便不实。外邪由太阳而陷于太阴，不得泄越，阳气被遏，胃阳不宣也。脉沉非表，为邪陷于里之证。四肢逆冷，经所谓阳气衰于下，则为寒厥是也，伤寒内陷之重症。姑拟四逆汤加减，通达阳气，和胃降浊。

淡干姜　丁香　川桂枝　六神曲　炙甘草　柿蒂　熟附子　川朴　陈皮　仙半夏　熟谷芽　生姜

李左　伤寒挟滞，太阳阳明为病，身热十余日不解，脊背微寒，脉浮滑而数，口干不多饮，唇焦，苔薄腻而黄，五六日不更衣。太阳之邪未罢，阳明之热薰蒸，肠中浊垢，不得下达也。拟桂枝白虎汤加减，疏太阳之邪，清阳明之热，助以通腑。阳明有胃实当下之条。

川桂枝　生甘草　元明粉　竹茹　石膏　瓜蒌　川军半夏　姜　枣

贺右　伤寒两感，挟滞交阻，太阳少阴同病。恶寒发热，头痛无汗，胸闷腹痛拒按，泛恶不能饮食，腰痠骨楚。苔白腻，脉象沉细而迟。病因经后房劳而得，下焦有蓄瘀也。虑其传经增剧，拟麻黄附子细辛汤加味，温经达邪，去瘀导滞。

净麻黄四分　熟附片钱半　细辛三分　赤苓三钱　仙半夏三钱　枳实炭一钱　制川朴一钱　大砂仁八分　楂炭三钱　延胡索一钱　两头尖钱半，酒浸，包　生姜三片

二诊　昨投麻黄附子细辛汤，去瘀导滞之剂，得畅汗，

寒邪已得外达，发热渐退，腹痛亦减。惟头胀且痛，胸闷不思纳食。脉象沉迟，舌苔薄腻。余邪瘀滞未楚，阳气不通，睥胃健运失司。今制小其剂而转化之。

川桂枝　炒赤芍　紫苏梗　云苓　仙半夏　枳实炭　金铃子　延①胡索　大砂仁　炒谷麦芽　生姜

杨右　脉象浮弦，汗多如雨，恶风发热不解，遍体骨楚，少腹痛拒按。舌苔薄而腻。病从房劳经后而得。风入太阳，皮毛开而经输闭，蓄瘀积而气滞阻，即两感之重症也。亟宜温经达邪，去瘀消滞，以冀应手乃吉。

川桂枝　白芍　清炙草　熟附子　云茯苓　砂仁　焦楂炭　五灵脂　两头尖酒浸，包　生姜

此症一剂而愈，故录之。明日以桂枝汤加和胃之品调之。

封左　诊脉浮紧而弦，舌苔干白而腻。身热不扬，微有恶寒，咳嗽气逆，十四昼夜不能平卧，咽痛淡红不肿，两颧赤色。据述病起于夺精之后，寒邪由皮毛而入于肺，乘虚直入少阴之经，逼其水中之火飞越于上，书曰戴阳重症也。阅前方，始而疏解，前胡、薄荷、牛蒡、杏、贝之品，继则滋养，沙参、石斛、毛燕、川贝，不啻隔靴搔痒，扬汤止沸。夫用药如用兵，匪势凶猛，非勇悍之将，安能应敌也？拙拟小青龙合二加龙骨汤，一以温解寒邪，一以收摄浮阳，未识能得挽回否？尚希明哲指教。

---

①　延：原作"元"，据文义改。下同。

蜜炙麻黄　川桂枝　大白芍　生甘草　熟附片　牡蛎煅
花龙骨　五味子干姜三分，拌捣　光杏仁　仙半夏　水炙桑皮
远志

服二剂后，气喘渐平，去麻黄又服两剂，颧红退，即更
方，改用平淡之剂调理，如杏、贝、甘、桔、茯神、桑皮、
苡仁、冬瓜子、北秫米等，接服五六剂而痊。

姚左　伤寒两感，太阳少阴为病。太阳为寒水之经，本
阴标阳，标阳郁遏，阳不通行，故发热恶寒而无汗；少阴为
水火之脏，本热标寒，寒入少阴，阴盛火衰，完谷不化，故
腹痛而洞泄。胸闷呕吐，舌苔白腻，食滞中宫，浊气上逆。
脉象沉迟而细。仲圣云：脉沉细，反发热，为少阴病。与此
吻合，挟阴挟食，显然无疑，症势非轻。姑宜温经达邪，和
中消滞。

净麻黄四分　熟附子一钱　藿苏梗钱半　制川朴一钱　枳实
炭一钱　仙半夏二钱　赤苓三钱　白蔻仁八分，研①　六神曲三钱
生姜一片　干荷叶一角

二诊　服温经达邪、和中消滞之剂，得微汗，恶寒发热
较轻，而胸闷呕吐，腹痛泄泻，依然不止。苔腻不化，脉沉
略起。太阳之经邪，虽有外解之势，少阴之伏邪未达，中焦
之食滞互阻，太阴清气不升，阳明浊气不降也，恙势尚在重
途，还虑增剧。仍守原法出入，击鼓而进取之。

荆芥一钱　防风一钱　淡豆豉三钱　熟附子一钱　藿苏梗各
钱半　仙半夏二钱　生姜二片　枳实炭一钱　制川朴一钱　六神

①　研：原作"开"，据文义改。

曲三钱　大腹皮二钱　酒炒黄芩一钱　干荷叶一角

三诊　脉沉已起，恶寒已而身热未退，泄泻止而呕恶胸闷。渴喜热饮，心烦少寐，舌转灰腻。少阴之邪，已转阳明之经，中焦之食滞，与素蕴之湿浊，互阻不化也，脉证参合，渐见转机。今拟透解阳明之经邪，宣化中焦之湿滞。

粉葛根二钱　淡豆豉三钱　嫩前胡钱半　藿香梗钱半　炒黄芩钱半　仙半夏二钱　枳实炭一钱　炒竹茹钱半　六神曲三钱　大腹皮二钱　赤茯苓三钱，朱砂拌　干荷叶一钱

四诊　得汗，表热大减，而里热尚炽，呕恶止而胸脘不舒，渴喜冷饮，心烦少寐，小溲短赤，舌边尖红绛碎痛，苔转薄黄，脉象濡数。良由寒已化热，热又伤阴，津少上承，心肝之火内炽，还虑劫液之变。今拟生津清解而降浮火，邪却津生，始得坦然。

天花粉三钱　生甘草五分　炒黄芩钱半　川雅连四分　连翘壳三钱　朱茯神三钱　江枳壳一钱　炒竹茹钱半　川贝母二钱　活芦根一尺

五诊　表里之热均减，渴喜冷饮，心烦少寐，小溲短赤。舌红绛碎痛，糜点已起。脉左弦数，右濡数。此阴液已伤，津乏上承，心肝之火内炽，伏热蕴湿交蒸，病情变化，正难预料。仍以滋液生津，引火下行。

西洋参钱半　生甘草五分　鲜生地四钱　川连五分　川通草八分　天花粉三钱　川贝二钱　连翘三钱　白薇钱半　北秫米三钱，包　鲜竹叶卅张　活芦根一尺，去节

六诊　热势渐退，舌糜亦化，佳兆也。而心烦少寐，渴喜冷饮，脉数不静。阴液伤而难复，虚火旺而易升，邪热已解，余焰未清。仍守增液生津，引火下行，药既获效，毋庸

更章。

原方加琥珀安寐丸钱半，野蔷薇花露半斤，入煎。

狄右　伤寒两候，壮热无汗，谵语烦躁。舌焦无津，脉象沉数。肢反逆冷，五六日不更衣。此邪已化热，由阳明而传厥阴，阴液已伤，燥矢不下，有热深厥深之见象，风动痉厥，恐在目前。急拟生津清热，下则存阴，以望转机。

生石膏四钱　生甘草五分　肥知母钱半　鲜生地六钱　玄参三钱　鲜石斛三钱　郁李仁三钱，研　大麻仁四钱，研　天花粉三钱　茅芦根各一两　青宁丸三钱，包煎

二诊　昨进生津清热，下则存阴之剂，得便甚畅，壮热渐减，微汗蒸蒸，四肢转温，书所谓里气通而表自和之意。惟口干欲饮，尚有谵语，舌上干糙未润，少阴津液已伤，阳明伏热尚炽，脉数未静。仍宜滋少阴之阴，清阳明之热，冀其津生邪却，始得入于坦途。

生石膏四钱　肥知母钱半　生甘草五分　天花粉三钱　鲜生地六钱　鲜石斛三钱　玄①参三钱　川贝二钱　冬桑叶二钱　粉丹皮二钱　北秫米三钱，包　茅芦根各一两

三诊　两进生津清热之剂，壮热大减，谵语亦止。舌糙黑未润，口干欲饮，脉数溲赤，阴液被热销铄，津无上承。再拟甘凉生津，以清邪热。

羚羊片五分　鲜生地八钱　鲜石斛五钱　生石膏四钱，打　冬桑叶二钱　玄参三钱　生甘草五分　肥知母钱半　粉丹皮二钱　大麦冬三钱　茅芦根各一两

---

①　玄：原作“元”据文义改。下同。

四诊　表里之邪，均已大减，舌焦黑转为红绛。津液有来复之渐，邪热有退化之机。脉数较和。仍守甘凉生津，以清余焰。

西洋参一钱　鲜生地八钱　鲜石斛五钱　肥知母钱半　玄参三钱　大麦冬三钱　天花粉三钱　生甘草五分　桑叶二钱　粉丹皮三钱　川贝母二钱　北秫米三钱，包　茅芦根各一两

诸右　伤寒一候，经水适来，邪热陷入血室，瘀热交结，其邪外无向表之机，内无下行之势。发热恶寒，早轻暮重，神糊谵语，如见鬼状，胁痛胸闷，口苦苔黄，少腹痛拒按，腑气不行，脉象弦数。症势重险，恐再进一步则入厥阴矣。姑拟小柴胡汤，加清热通瘀之品，一以和解枢机之邪，一以引瘀热而下行，冀其应手为幸。

柴胡一钱　砂黄芩一钱　羚羊片八分　藏红花八分　桃仁泥一钱，包　青皮一钱　绛通草八分　赤芍三钱　清宁丸三钱，包　生蒲黄二钱，包

寒邪外搏，挟素有之痰饮，支塞肺络，主气之藏既窒，故清肃之令不行。表阳不达，蕴成里热，是生烦冤。法当解表清里，大青龙加减。

蜜炙麻黄　光杏仁　云茯苓　炙款冬　川桂枝　生甘草薄橘红　旋覆花　熟石膏　象贝母　仙半夏

伤寒两候，太阳之邪未罢，阳明之热已炽。热邪上冒清阳，则神识为之蒙蔽。此即谵语发狂之渐。但伤寒表未解、里未实者，皆当引之外出。拟桂枝白虎汤，俾热从汗解，乃为得之。

川桂枝　生甘草　连翘壳　生石膏　朱茯神　肥知母

仙半夏　炙远志肉　生姜　红枣

　　风邪挟痰饮，交阻中宫。清阳不升，则郁为表热；浊阴不降，故胸闷呕吐。舌薄腻中有白苔，脉象弦滑而数。当宜栀豉汤加桂，疏解风邪，温胆汤蠲除痰饮。俾邪从外解，饮从内化，则热可退而呕吐自止。

　　淡豆豉　仙半夏　炒谷麦芽　生姜　川桂枝　鲜竹茹_炒枳实同捣　赤茯苓　泽泻　淡黄芩　陈广皮　鸡金炭

　　表邪乘肾气之虚，太阳少阴同病。发热微寒，遍体痠楚，腰痛如折。舌薄腻微黄，脉象尺弱、寸关浮紧而数。太阳主一身之表。腰为少阴之府。风寒乘隙，表里交困。此为两感重症。拟阳旦汤疏表邪，以冀速解为幸。

　　川桂枝　淡豆豉　丝瓜络　嫩桑枝　酒炒黄芩　北细辛清炙草　厚杜仲

　　痰涎宿食，胶结中脘，舌腻脉滑。脘为阳明之所，痰食阻于中焦，则胀痛拒按，胃气不能下降，则呕吐不能饮食。此结胸之症也。化痰滞则胀痛自除，和胃气则呕吐自止。拟小陷胸加减。

　　姜川连　陈皮　大砂仁　生姜　姜半夏　炒枳实　六神曲　姜竹茹　瓜蒌皮　制小朴　莱菔子

　　脉郁数，苔薄腻、尖红。身热不扬，烦躁不寐，时欲呕。此无形之邪，与有形之痰滞，互阻阳明，阳明经邪。不能外达也。当宜疏达伏邪而化痰滞。

　　淡豆豉　薄荷叶　鲜竹茹_{枳实同炒}　炒谷麦芽　黑山栀朱茯神　荆芥穗　象贝母　净蝉衣　苦桔梗　地枯萝　清炙枇杷叶

　　气阴已伤，伏邪留恋，渐欲传入少阴，虚阳易于外越。

痰湿弥漫中宫，清阳不能宣布。颇虑正虚邪实，姑宜扶正达邪，宣化痰湿。俾太阴之邪，从阳枢外泄乃顺。

　　潞党参　生甘草　广陈皮　熟附块　仙半夏　热谷芽软柴胡　云茯苓　生姜　红枣

　　始由邪犯太阳，发热恶寒。继则表热渐衰，里热方起，渴不欲饮，四肢逆冷，脉沉苔腻。加之呕哕交作，大便不实。此外邪由太阳而陷于太阴。不得泄越于外，阳气被遏，胃阳不降也。脉沉里热，邪陷之征。四肢逆冷，经所谓阳气衰于下，则为寒厥也。姑拟四逆汤加味，以达阳气而降胃浊。

　　淡干姜　川桂枝　陈皮　丁香　熟附块　制川朴　六神曲　柿蒂　生甘草　仙半夏　炒谷芽　生姜

　　伏邪挟滞，太阳阳明为病。身热十余日不解，脊背潮寒。脉浮滑而数，渴不多饮，唇焦，苔薄腻黄。五六日未更衣。太阳之邪未罢，阳明之热已炽。拟桂枝白虎汤加大黄以利之，所谓温病下不嫌早也。

　　川桂枝　生甘草　炒竹茹　全瓜蒌元明粉拌炒　熟石膏生川军　仙半夏　川贝母　生姜　红枣

卷　三

孟河丁泽周甘仁著　长孙济万编辑

及门诸子程门雪、朱振声、陶可箴、钱乃振、刘佐彤、宋大仁同参

风　温　门

吴右　风温秋燥之邪，蕴袭肺胃两经。肺主一身之气，胃为十二经之长，肺病则气机窒塞，清肃之令不行，胃病则输纳无权，通降职之失司，以故肌热不退，业经旬余。咳嗽痰多，胁肋牵痛，口渴唇燥，谷食无味，十余日未更衣，至夜半咳尤甚，不能安卧，象似迷睡。子丑乃肝胆旺候，木火乘势升腾，扰犯肺金，肺炎叶举，故咳嗽胁痛膺痛，若斯之甚也。脉象左尺细数，左寸关浮弦而滑，右尺软数，右寸关滑数不扬。阴分素亏，邪火充斥，显然可见。据述起病至今未曾得汗。一因邪郁气闭，一因阴液亏耗，无蒸汗之资料。脉症参合，症非轻浅。若进用汗法，则阴液素伤；若不用汗法，则邪无出路。顾此失彼，棘手之至，辗转思维，用药如用兵，无粮之师，利在速战。急宜生津达邪，清肺化痰，去邪所以养正，除暴所以安良，然乎？否乎？质之高明。

天花粉　光杏仁　金银花　冬桑叶　生甘草　川象贝
连翘壳　淡豆豉　嫩前胡　薄荷叶　冬瓜子　黑山栀　广郁
金　活芦根　枇杷叶露

二诊　风燥外受，温从内发，蕴蒸肺胃两经，以致肌热旬余不退。咳嗽痰多，胁肋牵痛，不便转侧，口渴溲赤，夜半咳甚气逆，直至天明稍安。夜半乃肝胆旺时，木火乘势升腾，扰犯于肺，加之燥痰恋肺，肺炎叶举，清肃之令不能下行。谷食衰少，十天不更衣，胃内空虚，肠中干燥可知。唇焦，舌不红绛，但干而微腻，脉象两尺濡数，两寸关滑数无力。经云：尺肤热甚为病温。脉数者曰温。皆是伏温薰蒸之见象。平素阴液亏损，温病最易化热伤阴；是阴液愈伤，而风温燥痰为患愈烈也。欲清其热，必解其温；欲化其痰，必清其火。昨进生津解温，清肺化痰之剂，胁痛潮热虽则略平，余恙依然，尚不足恃，颇虑喘逆变迁。今仍原意去表加清，清其温即所以保其阴，清其燥即所以救其肺之意，未识能出险入夷否？鄙见若斯，拟方于后。

天花粉　甘菊花　冬桑叶　川象贝　山栀　生甘草　银花　连翘　光杏仁　竹茹　丝瓜络　芦根　竹油　枇杷叶露

三诊　两进清解伏温，清化燥痰之剂，昨日申刻得汗不畅，伏温有外达之势，肌热较轻，而未尽退，咳嗽胁痛气逆亦觉轻减二三，固属佳兆。无如阴液亏耗之体，木火易炽，津少上承，肺失输化之权，燥痰胶结难解，口干欲饮，唇燥溲赤，脉象寸关滑数不静，尺部无力，舌苔化而复薄腻。王孟英先生云，第二层之伏邪，有类乎斯。真阴如此之亏，温邪若斯之重，安有不肌肉消瘦，皮毛憔悴者乎！所虑正不胜邪，虚则多变，尚未敢轻许无妨也。昨方既获效机，仍守原意出入。

天花粉　薄荷叶　光杏仁　鲜竹茹　芦根　生甘草　金银花　川象贝　通草　淡竹油　冬桑叶　连翘壳　冬瓜子

黑山栀　枇杷叶

四诊　连进清解伏温、清燥化痰之剂，午后申刻得汗两次，伏温有外解之象。仲景云：阳明病欲解时，从申至戌上是也。温热已去其七，咳嗽气逆亦去其半，惟形神衰弱，唇燥口干，睡则惊悸，小溲未清。右脉滑数较和，左脉弦数不静，舌苔化而未净。此气液素亏，肝热内炽，肺胃两经，受其摧残，安能输化津液，灌溉于五脏，洒陈于六腑哉？脉证参合，险关已逾，循序渐进，势将入于坦途。仍议清余焰以化痰热，生津液而滋化源。虽不更衣，多日不食，胃中空虚，肠中干燥，虽有燥屎，勿亟亟于下也，即请方正。

天花粉　光杏仁　鲜竹茹　黑山栀　淡竹油　生甘草川象贝　金银花　知母　活芦根　冬桑叶　朱茯神　连翘壳通草　枇杷叶

五诊　身热已去七八，咳嗽亦减五六，咳时喉有燥痒，鼻孔烘热，口干唇燥，舌苔化而未净，肺金之风燥，尚未清彻，余热留恋。燥字从火，火灼津液为痰。书所谓火为痰之本，痰为火之标也。右脉滑数较和，左脉弦数不静。阴液亏耗，肝火易炽，胃气未醒，纳谷减少，脉证参合，渐有转机之象，能得不生枝节，可望渐入坦途。前方既见效机，仍守轻可去实，去疾务尽之义，若早进滋阴，恐有留邪之弊，拙见如此，即请明正。

净蝉衣　光杏仁　金银花　花粉　炙兜铃　轻马勃　川象贝　连翘　生草　枇杷叶　冬桑叶　瓜蒌皮　黑山栀　竹茹　芦根

六诊　病有标本之分，治有先后之别。病生于本者，治其本；病生于标者，治其标。今治标以来，伏邪已解，肺炎亦消，咳嗽痰鸣，亦减六七。惟阴分本亏，津少上承，余焰留恋气分，肺金输布无权，厥阳易于升腾，口干唇燥，头眩且痛，形神衰弱，小溲带黄，舌苔化而未净，皆系余燥为患。燥字从火，火灼津液为痰，有一分之燥，则一分之痰，不能清彻也。左脉弦数已缓，右脉滑数亦和，恙已转机，循序渐进，自能恢复原状。再清余燥以化痰热，生津液以滋化源，俾得津液来复，则燥去阴生矣。

净蝉衣　生甘草　生石决　桑叶　活芦根　轻马勃　光杏仁　鲜竹茹　冬瓜子　枇杷叶　天花粉　川象贝　炙兜铃钩藤

张童　风自外来，温从内发。风性属阳，温易化热，热盛生痰；风善上升，风温痰热，互蕴肺胃。发热旬余，口干欲饮，咳嗽气粗，胁肋牵痛，热痰蒙蔽清窍，灵机堵塞，心主神明之所，变为云雾之乡，神识模糊，谵语妄言，起坐如狂。前医叠投犀羚不应，其邪在气不在营也。况按胸腹之间，似觉闷胀，内夹宿食，又可知也。舌尖红，苔薄腻黄，唇焦，脉滑数。《伤寒大白》云，唇焦属食积。腑行溏薄，不得径用下达明矣。脉诊参合，痉厥之险，不可不虑。姑拟辛凉清疏，以解伏气，温胆涤痰，而通神明，苟能神清热减，自有转机之幸。

薄荷　朱茯神　广郁金　天竺黄　荸荠汁　银花　枳实象贝母　鲜石菖蒲　保和丸　连翘　竹茹　活芦根　冬瓜子
一剂神清，二剂热减，三剂热退而渐愈。

风温伏邪，夹痰交阻，肺胃不宣，少阳不和，寒热往来，咳嗽胸闷，甚则泛恶。脉象弦滑，舌前半无苔，中后薄腻。和解枢机，宣肺化痰治之。

前柴胡　云苓　光杏仁　炒谷麦芽　象贝　苦桔梗　橘红　冬桑叶　枳实炭　半夏　炒竹茹　冬瓜子

复　寒热轻减，咳嗽痰多，口干欲饮，五六日未更衣。舌前半光绛，中后腻黄，脉数不静，阴液已伤，阳明腑垢不得下达。今拟存阴通腑，清肺化痰。

天花粉　生草　象贝　生枳实　杏仁　元明粉　川军　冬瓜子　炒竹茹　干芦根

许　咳嗽膺痛，身热轻而复重，大便溏泄。舌苔灰腻而黄，脉滑数。风温伏邪，挟滞交阻，邪不外达，移入大肠。拟葛根芩连汤加减。

粉葛根　淡豆豉　枳实炭　酒黄芩　炒银花　赤苓　香连丸　炒赤芍　桔梗　荷叶　象贝母

风温化热，热伤阳络。吐血咳嗽，身热口干。脉象芤数。虑其增剧。仿经旨风淫于内，治以辛凉，佐以祛瘀。

桑叶　生石决　茜草根　丹皮　丹参　川贝　侧柏炭　鲜竹茹　光杏仁　白茅根　茅花　银花　连翘　马勃

身热及旬，咳嗽痰有腥味，大便不实，舌质红，苔黄，脉滑数，白疹布而未透。风温袭入肺胃，湿热蕴蒸气分，症势非轻。拟轻清宣解，轻可去实。千金苇茎加味。

净蝉衣　生草　金银花　象贝母　连翘　嫩前胡　桔梗　冬瓜子　生苡仁　赤芍　桑叶　芦根　鲜荷叶　金丝荷叶

汪左　诊脉沉细而数，苔薄黄。表热不扬，而里热甚炽。神识昏糊，谵语妄言，甚则逾垣上屋，角弓反张。唇焦渴不知饮。此温邪伏营，逆传膻中。温郁化火，火灼津液为痰，痰随火升，蒙蔽心胞，神明无主，肝风骤起，风乘火势，火借风威，所以见证如是之猖狂也。脉不洪数，非阳明里热可比，厥闭之险，势恐难免。亟拟清温熄风，清神涤痰，以救涸辙而滋化源。是否有当，质之高明。

鲜石斛　犀角片　薄荷　朱茯神　川贝　花粉　羚羊片连翘　江枳实　竹茹　天竺黄　石菖蒲　竹沥　紫雪丹

两剂，风干，神清。表热转盛，去紫雪、犀、羚，加芩、豉，重用银、翘。数剂而安，伏温由营达气而解。

孙女　初起身热形寒，即鼻衄如涌，吐血盈碗，口干不多饮，入夜烦躁不安。脉濡数，舌边红，苔薄腻。伏温之邪在营，逼血妄行，大忌骤用滋阴，恐温邪不得从阳明而解也。

黑荆芥　轻马勃　连翘　白茅花根　冬桑叶　淡豆豉象贝母　侧柏炭　粉丹皮　竹茹　黑山栀　薄荷叶

复　投药两剂，吐衄均止，身热转盛，苔腻稍化，脉仍濡数。伏温之邪，由营及气，由里达表，佳象也。仍与辛凉清解，以泄其温。

薄荷　淡豆豉　连翘　朱茯神　赤芍　桑叶　黑山栀象贝　竹叶　竹茹　茅根

左　瘟疫由口鼻而直入中焦，逆传心包。陡然神识昏糊，不能言语，身热不壮。苔腻脉滑。症势非轻。辛凉疏邪，芳香开窍，以望转机。

淡豆豉　蝉衣　枳实　广郁金　石菖蒲　前胡　薄荷

竹茹　僵蚕　炒牛蒡

先服玉枢丹、救苦玉雪丹。

两剂神清。去玉枢、玉雪，重加银、翘。数剂而愈。

左　巅顶之上，惟风可到。风温疫疠之邪，客于上焦。大头瘟头面焮红肿痛。壮热口干，溲赤便结。苔薄腻，脉郁滑而数。风属阳，温化热，如烟如雾，弥漫清空，蕴蒸阳明。症非轻浅。亟拟普济消毒饮加味，清澈风邪而通腑气。仿经旨火郁发之。结者散之。温病有下不嫌早之例。

薄荷　山栀　马勃　银花　豆豉　大贝　牛蒡　生草赤芍　连翘　桔梗　淡芩　生军　板蓝根

一剂腑通。去川军，服三剂愈。

陈　大头瘟头面肿红焮痛，发热甚壮，口渴欲饮，头痛如劈，入夜谵语。舌灰糙，脉洪数。此时气疫疠，客于上焦，疫邪化火，传入阳明之里。津液已伤，厥阳独亢，颇虑昏厥。亟拟生津清温，以制其焰。

鲜石斛　薄荷　银花　生甘草　鲜竹叶　天花粉　牛蒡连翘　羚羊片　生石膏　大青叶　马勃

徐孩　发热六天，汗泄不畅，咳嗽气急，喉中痰声漉漉，咬牙嚼齿，时时抽搐。舌苔薄腻而黄，脉滑数不扬，筋纹色紫，已达气关。前医叠进羚羊、石斛、钩藤等，病情加剧。良由无形之风温，与有形之痰热，互阻肺胃，肃降之令不行，阳明之热内炽，太阴之温不解，有似痉厥，实非痉厥，即马脾风之重症，徒治厥阴无益也。当此危急之秋，非大将不能去大敌，拟麻杏石甘汤加减，冀挽回于什一。

麻黄　杏仁　甘草　石膏　象贝　天竺黄　郁金　鲜竹叶　竹沥　活芦根

二诊　昨投麻杏石甘汤加减，发热较轻，咬牙嚼齿抽搐均定，佳兆也。惟咳嗽气逆，喉中尚有痰声，脉滑数，筋纹缩退，口干欲饮，小溲短赤。风温痰热，交阻肺胃，一时未易清澈。仍击鼓再进。

麻黄　杏仁　甘草　石膏　象贝　广郁金　天竺黄　兜铃　冬瓜子　淡竹油　活芦根

三诊　两进麻杏石甘汤以来，身热减，气急平，嚼齿抽搐亦平，惟咳嗽痰多，口干欲饮，小溲短赤，大便微溏色黄。风温已得外解，痰热亦有下行之势，脉仍滑数，余焰留恋。然质小体稚，毋使过之，今宜制小其剂。

净蝉衣　川象贝　金银花　冬桑叶　通草　杏仁　炙远志　连翘　花粉　兜铃　冬瓜子　活芦根　荸荠汁

雷右　身热一候，有汗不解，哎嗽气逆，但欲寐，谵语郑声，口渴不知饮。舌光红干涸无津，脉细小而数，右寸微浮而滑。此风温伏邪，始在肺胃，继则传入少阴，阴液已伤，津乏上承，热灼津而为痰，痰热弥漫心胞，灵机堵塞，肺炎叶枯，有化源告竭之虞，势已入危险一途。勉拟黄连阿胶汤合清燥救肺汤加减，滋化源以清温，清神明而涤痰，未识能挽回否。

蛤粉炒阿胶　天花粉　鲜生地　天竺黄　川雅连　冬桑叶　鲜石斛　光杏仁　川贝　淡竹沥　冬瓜子　芦根　银花露　枇杷叶露煎药

另饮去油清鸭汤，佐生阴液。

二诊　昨进黄连阿胶汤合清燥救肺饮之剂，津液有来复之渐。舌干涸转有润色，神色较清，迷睡亦减，而里热依然，咳嗽气逆，咯痰艰出，口干欲饮。脉息如昨，数象较和。伏温燥痰，互阻肺胃，如胶似漆，肺金无以施化，小溲不通，职是故也。昨法既见效机，仍守原意出入。

蛤粉炒阿胶　桑叶　鲜生地　鲜石斛　川贝　光杏仁
天花粉　天竺黄　生甘草　活芦根　冬瓜子　知母　竹沥
银花露

枇杷叶露煎药

三诊　投药两剂，神识已清，舌转光红，身热较退，咳痰艰出，口干欲饮，脉细滑带数。阴液伤而难复，肝火旺而易升，木扣金鸣，火烁津液为痰，所以痰稠如胶，而咳逆难平也。仍拟生津清温，润肺化痰，俾能精胜却邪，自可渐入坦途。

原方去知母、天竺黄，加青蒿梗、嫩白薇。

王幼　发热八日，汗泄不畅，咳嗽痰多，烦躁懊憹，泛泛呕恶，且抽搐有如惊风之状，腑行溏薄，四末微冷。舌苔薄腻而黄，脉滑数不扬。前师作慢惊治，用参、术、苓、半、贝、齿、竺黄、钩钩等，烦躁泛恶益甚。此乃风温伏邪，蕴袭肺胃，蓄于经络，不能泄越于外，势有内陷之象。肺邪不解，反移大肠则便溏，阳明之邪不达，太阴阳不通行则肢冷，不得与慢惊同日而语也。况慢惊属虚，岂有烦躁懊憹之理？即曰有之，当见少阴之脉证。今种种病机，恐有痧疹内伏也，亟拟疏透，以冀弋获。

荆芥穗　粉葛根　蝉衣　薄荷　苦桔梗　淡豆豉　银花炭　连翘　赤苓　枳实炭　炒竹茹　藿香梗

二诊　服疏透之剂，得汗甚多，烦躁泛恶悉减。面额项颈之间，有红点隐隐，即痧疹之见象。咳嗽痰多，身热不退，舌质红，苔薄腻而黄，脉滑数。伏温之邪，有外达之机，肺胃之气，窒塞不宣。仍从辛凉清解，宣肺化痰，冀痧透热退则吉。

原方去豆豉，加紫背浮萍。

张左　发热十二天，有汗不解，头痛如劈，神识时明时昧，心烦不寐，即或假寐，梦语如谵，咽痛微咳，口干欲饮。舌质红苔黄，脉弦滑而数。风温伏邪，蕴袭肺胃，引动厥阳升腾，扰犯清空，阳升则痰热随之，蒙蔽灵窍，颇虑痉厥之变。亟拟清疏风温，以熄厥阳，清化痰热而通神明，如能应手，庶可转危为安。

羚羊片　银花　朱茯神　川象贝　菊花　竹茹　桑叶带心连翘　枳实　天竺黄　山栀　茅根　鲜石菖蒲　珠黄散
二分，冲服　淡竹沥

二诊　神识已清，头痛亦减，惟身热未退，咽痛焮红，咽饮不利，口干溲赤，咳痰不爽。脉滑数，舌质红苔黄。风为阳邪，温为热气，火为痰之本，痰为火之标。仍从辛凉解温，清火涤痰。

桑叶　薄荷　连翘　川象贝　天竺黄　桔梗　菊花　银花　山栀　轻马勃　生甘草　竹茹^{枳实拌炒}　活芦根　淡竹沥

颠顶之上，惟风可到。风温疫疬之邪，蕴结上焦，头面肿红焮痛。此俗所谓大头瘟也。壮热口渴，溲赤便结。舌苔薄腻，脉象郁滑而数。风属阳，温化热，始则蕴蒸阳明，继乃上蒙清窍。症非轻候，急宜普济消毒饮加味，以清风温而通腑气。

薄荷叶　黑山栀　轻马勃　大贝母　熟牛蒡　生甘草　京赤芍　金银花　淡豆豉　苦桔梗　连翘壳　淡黄芩　生川军　板蓝根

温邪挟滞，阳明为病，发热十天，口渴烦躁，谵语妄言，舌糙黄，六七日未更衣，脉象滑数有力，此浊垢不得下达之征也。法宜生津清温，加瓜蒌、大黄，以符仲景急下存阴之意。

粉葛根　金银花　肥知母　生甘草　生石膏　天花粉　全瓜蒌元明粉—钱，同捣　生川军　鲜竹叶　茅芦根

发热汗多，气短而喘，脉数而乱，舌红。暑热伤津耗气，肺金化源欲绝，肺为水之上源，肺虚不能下荫于肾，肾不纳气，肺主皮毛，肺伤则卫气失守，是以汗出甚多。经云：因于暑汗，烦则喘渴是也。症势危笃，勉拟生脉散，益气生津，而清暑热。

西洋参　大麦冬　鲜石斛　清炙枇杷叶　天花粉　肥知母　煅牡蛎　浮小麦

温邪发热八天，汗泄不畅，渴而引饮，神昏谵语，叠见呃逆。舌红，脉沉数无力。阴液已伤，邪郁不达，暑热痰浊互阻，木火夹冲气上逆，胃气不得下降，清窍被蒙，神明无以自主。症势沉重，急宜生津清温，和胃降逆。

鲜石斛　金银花　陈广皮　旋覆①花　淡豆豉　连翘壳

---

① 旋覆：原作"全福"，据文义改。下同。

鲜竹茹　天花粉　黑山栀　柿蒂　炙远志肉

壮热一候，有汗不解，口干烦躁，夜则谵语。脉洪数，舌边红中黄。伏温化热，蕴蒸阳明气分，阳明热盛，则口渴烦躁，上薰心包，则谵语妄言。热势炎炎，虑其入营劫津。急拟白虎汤加味，甘寒生津，专清阳明。

生石膏　连翘壳　粉丹皮　鲜竹叶　肥知母　黑山栀
霜桑叶　朱茯神　生甘草　天花粉　淡黄芩　活芦根

温邪四天，身热有汗不解，口渴欲饮，烦躁不安。脉濡数，舌黄。伏邪郁于阳明，不得外达，虑其化火入营。急宜清解伏温，而化痰热。

淡豆豉　金银花　霜桑叶　活芦根　黑山栀　连翘壳
甘菊花　鲜竹叶　粉葛根　天花粉　象贝母

身热四天，有汗不解，烦躁胸闷，入夜神糊谵语，苔黄脉数。此无形之伏温，与有形之痰浊互阻，清阳被灼，君主乃昏。宜清温涤痰，而安神明。

粉葛根　天花粉　黑山栀　竹叶心　金银花　鲜竹茹
九节菖蒲　荸荠汁　带心连翘　枳实炭　炙远志肉　活芦根

祁左　冬温伏邪，身热十七天，有汗不解，咳嗽胁痛，甚则痰内带红，渴喜热饮，大便溏泄。前投疏表消滞，荆防败毒、小柴胡及葛根芩连等汤，均无一效。今忽汗多神糊，谵语郑声，汗愈多则神识愈糊，甚则如见鬼状。舌干腻，脉濡细。是伏邪不得从阳分而解，而反陷入少阴，真阳外越，神不守舍，阴阳脱离，不能相抱。脉证参合，危在旦夕间矣。急拟回阳敛阳，安定神志，冀望一幸。

吉林参须一钱　熟附片一钱　煅牡蛎四钱　花龙骨三钱　朱

茯神三钱　　炙远志二钱　　仙半夏二钱　　生白术钱半　　浮小麦四钱
焦楂炭二钱　　干荷叶一角　　炒苡仁谷芽各三钱

两剂后即汗敛神清，去参、附、龙、牡，加炒淮药三
钱、川贝二钱，又服二剂。泻亦止，去楂炭，加炒扁豆衣三
钱、藕节三枚，即渐渐而痊。

董左　初起风温为病，身热有汗不解，咳嗽痰多，夹有
红点，气急胸闷，渴喜热饮，大便溏泄。前师叠投辛凉清
解，润肺化痰之剂，似亦近理。然汗多不忌豆豉，泄泻不忌
山栀，汗多伤阳，泻多伤脾，其邪不得从阳明而解，而反陷
入少阴，神不守舍，痰浊用事，蒙蔽清阳，气机堵塞。今见
神识模糊，谵语郑声，汗多肢冷。脉已沉细，太溪、跌阳两
脉亦觉模糊。喉有痰声，嗜寐神迷，与邪热逆传厥阴者，迥
然不同。当此危急存亡之秋，阴阳脱离即在目前矣，急拟回
阳敛阳，肃肺涤痰，冀望真阳内返，痰浊下降，始有出险入
夷之幸，然乎否乎，质之高明。

吉林参八分　　熟附片八分　　左牡蛎三钱　　花龙骨三钱　　朱茯
神三钱　　炙远志一钱　　仙半夏钱半　　川象贝各二钱　　水炙桑叶皮
各钱半　　炒扁豆衣三钱　　生薏仁四钱　　冬瓜子三钱　　淡竹沥一两
生姜汁两滴，同冲服

另：真猴枣粉二分。

复诊　前方服后，肢渐温，汗渐收，脉略起，原方加光
杏仁三钱。

三诊　肢温汗收，脉亦渐起，阳气已得内返，神识渐
清，谵语郑声亦止。惟咳嗽痰多，夹有血点，气逆喉有痰
鸣，舌苔薄腻转黄。伏温客邪已有外达之机，痰浊逗留肺

胃，肃降之令失司。今拟清彻余温，宣肺化痰。方用桑叶、桑皮、光杏仁、川象贝、朱茯神、炙远志、炙兜铃、生薏仁、冬瓜子、淡竹油、猴枣粉、鲜枇杷叶等。又服两剂，咳嗽气逆痰鸣，均已大减，咽喉干燥，痰内带红。舌边绛，苔薄黄，神疲肢倦，脉濡小而数。是肺阴暗伤，痰热未楚。今拟清燥救肺，化痰通络。方用蛤粉炒阿胶钱半、南沙参三钱、侧柏炭一钱、竹茹二钱、藕节两枚、桑皮叶各钱半、粉丹皮钱半、甜光杏三钱、川象贝各二钱、瓜蒌皮二钱、蜜炙兜铃一钱、冬瓜子三钱、干芦根一两、猴枣粉二分、竹沥一两、枇杷叶露煎药。二三剂渐次告愈。

　　按：风温冬温，用参、附、龙、牡等，是治其变症，非常法也。盖人之禀赋各异，病之虚实寒热不一。伤寒可以化热，温病亦能化寒，皆随六经之气化而定。是证初在肺胃，继传少阴，真阳素亏，阳热变为阴寒，迨阳既回，而真阴又伤。故先后方法两殊，如此之重症，得以挽回。苟若犹执温化热，不投温剂，仍用辛凉清解，如连翘、芩、连、竺黄、菖蒲、至宝、紫雪等类，必当不起矣，故录之以备一格。长孙济万志。

暑湿门

　　方左　长夏酷热，炎威逼人，经商劳碌，赤日中暑。暑热吸受，痰浊内阻，心胞被蒙，清阳失旷，以致忽然跌仆，不省人事，牙关紧闭，肢冷脉伏。暑遏热郁，气机闭塞，脉道为之不利，中暑重症，即热深厥深是也。急拟清暑开窍，宣气涤痰，以冀挽回。

薄荷叶　净银花　连翘壳　碧玉散_包　广郁金　川贝母
天竺黄　枳实炭　炒竹茹　鲜石菖蒲　西瓜翠衣

另：苏合香丸、淡竹沥。

二诊　服清暑开窍、宣气涤痰之剂，神识已清，牙关亦开，伏脉渐起，而转为身热头胀，口干不多饮，胸闷不能食，舌苔薄黄。暑热有外达之机，暑必夹湿，湿热蕴蒸，有转属阳明之象。今拟清解宣化，以善其后。

炒香豉　薄荷　银花　桑叶　菊花　郁金　黑山栀　连翘　枳实　竹茹叶　六一散_包　川贝　西瓜翠衣

计左　暑温一候，发热有汗不解，口渴欲饮，胸闷气粗，入夜烦躁，梦语如谵，小溲短赤。舌苔薄黄，脉象濡数。暑邪湿热，蕴蒸阳明，漫布三焦，经所谓因于暑，烦则喘渴，静则多言是也。颇虑暑热逆传厥阴，致有昏厥之变。

清水豆卷　青蒿梗　天花粉　朱茯神　通草　黑山栀　带心连翘　益元散_包　青荷梗　竹叶心　郁金　万氏牛黄清心丸

二诊　暑温九天，汗多发热不解，烦闷谵语，口渴欲饮。舌边红苔黄，脉象濡数，右部洪滑。良由暑湿化热，蕴蒸阳明之里，阳明者胃也，胃之支脉，贯络心胞，胃热上蒸心胞，扰乱神明，故神烦而谵语也。恙势正在鸱张，还虑增剧，今拟竹叶石膏汤加味。

生石膏　茯苓　郁金　仙半夏　通草　竺黄　鲜竹叶心　益元散_包　鲜石菖蒲　白茅根　荷梗　万氏牛黄清心丸

三诊　神识渐清，壮热亦减，原方去石膏、牛黄清心丸，加连翘心、花粉、芦根。

茅童　温邪夹湿，发热十三天，汗泄不畅，口干欲饮。舌质红，罩薄腻，左脉弦数，右脉濡数。前医早进白虎汤，致邪陷太阴，清气不升，大便溏薄，日夜十余次，小溲短赤，心热少寐，热势加剧，病情非轻。拟解肌疏邪，而理中土，仲圣谓里重于表者，先治其里。仿此意化裁。

粉葛根　炮姜炭　炒潞党　生白术　生甘草　赤苓　金银花　山楂炭　炒车前子　戊己丸包　鲜荷叶

二诊　昨进理中汤加减，大便溏泄渐止，而发热依然，口干欲饮，舌转红绛，脉象弦数，汗泄不畅。此气分之温未罢，营分之热内炽，湿化为燥，燥亦伤阴，津乏上承。今拟清荣透气，兼顾中土。

天花粉　炒银花　赤苓　冬桑叶　煨葛根　生白术　粉丹皮　扁豆衣　生甘草　白薇　鲜荷叶　白茅根

三诊　昨进清荣透气，兼顾中土之剂，身热渐减，又见鼻红，虽曰红汗，究属热遏营分，逼血上行。舌红绛，脉弦数不静。阴分已伤，肝火内炽，湿从燥化，阳明之温，尚未清澈也。既有效机，再进一筹出入。

鲜生地　炒银花　赤苓　桑叶　天花粉　生白术　粉丹皮　川贝　生甘草　白薇　炒扁豆衣　北秫米包　鲜荷叶茅根

陈左　湿温已延月余，潮热时轻时剧，渴喜热饮，白㾦亦布，谵语郑声，小溲浑赤。脉象虚滑而数，舌质红润，唇燥。此乃气阴已伤，伏邪湿热留恋阳明，上蒙清窍，神明无以自主也，脉证参合，已入危险一途。亟宜扶正宣邪，苦化湿热，以望转机。

党参 朱茯神 川雅连 川贝母 银柴胡 炙远志肉 细木通 天竺黄 白薇 紫贝齿 仙半夏 北秫米_包 益元散_包

谢右 秋凉引动伏暑，夹湿滞内阻，太阳阳明为病。寒热无汗，头胀且痛，胸痞泛恶，苔薄腻，脉濡数。邪滞互郁，胃气不得下降也。亟宜疏透伏邪，而化湿滞，以冀邪从外达，湿滞内化，不致增剧乃佳。

豆豉 前胡 半夏 六曲 薄荷 竹茹 香薷 山栀 桔梗 鲜藿香 鲜佩兰 荷叶 炒枳实

钱右 外受风凉，内蕴伏暑，暑必夹湿，湿与滞阻，阳明为病。发热恶寒，胸痞泛恶，头胀且痛，遍体痠楚。舌苔腻布，脉象濡数。邪势鸱张，非易速解。拟黄连香薷饮加减。

陈香薷 淡豆豉 六神曲 姜川连 炒枳实 姜竹茹 制川朴 仙半夏 鲜藿香 鲜佩兰 玉枢丹

李童 暑温十天，身热汗出不彻，渴不多饮，胸脘烦闷，口有甜味。苔薄腻黄，脉濡数。暑必夹湿，伏于募原，既不能从阳明而解，亦不能从下焦而去，势有欲发白㾦之象。暑湿为粘腻之邪，最为缠绵。

香薷 青蒿梗 净蝉衣 江枳壳 通草 川连 清水豆卷 炒牛蒡 郁金 赤苓 鲜藿香 鲜佩兰 甘露消毒丹

何女 秋温伏暑，延今三候。初起吐血衄血，继则身灼热无汗，热盛于夜，谵语妄言，口渴欲饮，七八日未更衣。舌焦糙无津，唇色紫暗，脉象弦滑而数。红白疹虽现即隐，咳呛痰内带红。良由伏温由营及气，由里及表，表未得汗，仍传于里。里热炽盛，少阴之阴被劫，津无上潮，阳明经热未得外解，腑中燥屎①不得下行。腑热薰蒸心包，神明无以自主，手指震动，肝风欲起，痉厥之变，即在目前矣。急拟生津解肌，下则存阴，表里两治，以望转机。

鲜生地六钱　天花粉三钱　熟石膏三钱，打　川贝母三钱　茅芦根各一两　京玄参三钱　薄荷叶八分　生甘草五分　枳实炭一钱　鲜石斛四钱　粉葛根一钱　全瓜蒌四钱，切　元明粉钱半，同捣　鲜竹茹二钱　清宁丸三钱，包

二诊　投生津解肌，下则存阴之剂，已服两帖，微微得汗，腑垢已得下行，所下之垢，色紫黑甚畅。灼热略衰，谵语亦减，而咳呛咯痰不出，痰内带红，耳聋失聪，口干欲饮。舌糙黑已减，脉尚弦数，唇焦而裂。此少阴阴液已伤，阳明伏暑化热，灼津液而为痰，痰阻肺络清肃之令不行，木火升腾，扰犯清窍，虽有转机之兆，尚未敢轻许无妨。今拟人参白虎汤合清营增液汤加减，清营凉气，肃肺化痰，能得精胜邪却，可望出险入夷。

西洋参一钱五分　鲜生地五钱　肥知母二钱　连翘壳三钱　鲜竹叶三十张　生石膏四钱，打　京玄参三钱　川贝母三钱　粉丹皮二钱　生甘草八分　鲜石斛三钱　朱茯神三钱　枳实炭八分　活芦根一尺，去节

———————————

① 屎：原作"矢"，据文义改。

三诊 人参白虎汤、清营增液汤又服二剂，灼热已减其半，神识亦清。舌焦黑已退，转为红绛，脉左弦数，右濡滑而数。睡则惊悸，耳聋口渴，咳呛咯痰不爽，痰中夹血，津液有来复之渐，暑热有退避之势。余焰烁液为痰，胶阻肺络，木火升腾，扰犯清空，合脉论证，已有出险入夷之佳象。再议生津泄热，清肺化痰。

西洋参一钱五分 肥知母一钱五分 冬桑叶二钱 朱茯神三钱 活芦根一尺，去节 生石膏三钱，打 天花粉三钱 粉丹皮二钱 川贝母三钱 生石决八钱 生甘草六分 青蒿梗一钱五分 嫩白薇一钱五分 鲜藕四两，切片入煎

四诊 身灼热已去七八，惟咳呛咯痰不爽，口渴不多饮，痰中之血，两日不见，耳鸣失聪，脉左弦小而数，右濡滑而数，舌绛红，肾阴胃液难复，木火易于上升，余焰未尽，肺金清肃之令不行，况值燥令，燥从火化，火未有不克金也。再宜甘凉濡润，生津泄热，清肺化痰。

西洋参钱半 生甘草八分 水炙桑皮叶各钱半 生石决八钱 朱茯神三钱 天花粉三钱 肥知母钱半 粉丹皮钱半 嫩白薇钱半 北秫米三钱，包 冬瓜子三钱 活芦根一尺，去节 枇杷叶露四两，后入

荣左 伏暑秋温，发热两候，早轻暮重，烦躁不寐，梦语如谵，鼻衄痰红，口干欲饮，大便溏薄色黄，汗泄不多，舌质红苔黄。此伏暑化热，蕴蒸阳明之里。阳明者胃也，胃络上通心包，胃热上蒙清窍，心神不得安宁，故烦躁少寐，梦语如谵也。鼻衄虽曰红汗，究属热迫荣分，逼血而妄行也。脉象左弦数，右滑数。参脉合证，阴液暗伤，邪热猖

瘀，颇虑传入厥阴，致神昏痉厥之险。急宜甘寒生津，清解伏暑，冀荣分之热，能得从气分而解为幸。

天花粉三钱　朱茯神三钱　粉葛根钱半　鲜竹茹二钱　益元散三钱，包　金银花五钱　酒炒黄芩一钱①　冬桑叶二钱　连翘壳三钱　川雅连五分　白茅根三扎

二诊　昨投生津清温之剂，身热略减，夜寐稍安，鼻衄亦止，而口干欲饮，胸闷懊憹，难以名状，汗泄不多。舌质红，苔黄，脉数依然。良由温暑之热，仍在阳明之里，未能达到气分，势欲蒸发白痦之象，阴液暗伤，无作汗之资料，还虑增剧。温邪有汗而再汗之例，仍宜甘寒生津，解肌清温，冀望精胜邪却，始能入于坦途。

天花粉三钱　粉葛根五钱　粉丹皮二钱　鲜石斛三钱　清水豆卷四钱　鸡苏散三钱，包　熟石膏三钱，打　冬桑叶二钱　连翘壳三钱　鲜竹叶三十张　活芦根一尺，去节　北秫米三钱，包

三诊　连进生津清温，服后热势反增，渴欲引饮，饮后得汗甚畅。白痦布于胸腹之间，至天明时热势始减，胸闷渐舒，脉数稍和，即是精胜邪却之机。既已获效，仍守原法扩充。

天花粉三钱　生甘草六分　连翘壳三钱　鲜石斛三钱　嫩白薇钱半　生石膏三钱，打　仙半夏钱半　川贝母二钱　通草八分　鲜竹叶三十片　白茅根两扎②　北秫米三钱，包

四诊　身热大减，汗泄溱溱，白痦密布腹脐之间，伏暑湿热已得外达。惟咳痰带红，睡醒后口舌干燥，神疲肢倦，

---

① 钱：原文缺，据下文例补。
② 扎：原作"札"，据文义改。下同。

小溲频数不爽，溺时管痛。脉象濡数不静，舌质淡红。此阴液已伤，木火易升，肺金化源受伤，不能下及州都，阳明之蕴热，尚留连为患也。仍拟竹叶石膏汤加减，生津液以滋化源，清阳明而息余焰。

西洋参钱半　朱茯神三钱　川通草八分　活芦根一尺,去节　生石膏三钱,打　川贝母二钱　粉丹皮二钱　北秫米三钱,包　鲜竹叶三十张　生甘草六分　天花粉三钱　冬桑叶二钱　滋肾通关丸钱半,包煎

五诊　身热已退，白㾦密布甚多，口舌干燥亦减，伏暑之热有肃清之渐，而小溲尚未爽利，咳痰色黄。脉象濡数无力，舌淡红。肺胃余热留恋，气化不及州都也。仍拟甘寒生津，养胃清肺，以善其后。

西洋参钱半　朱茯神三钱　冬桑叶二钱　冬瓜子三钱　活芦根一尺,去节　生甘草八分　川贝母三钱　粉丹皮钱半　北秫米三钱,包　金石斛二钱　瓜蒌皮三钱　嫩白薇钱半　通天草八分　滋肾通关丸钱半,包煎

湿 温 门

郑左　湿温十六天，身灼热，有汗不退，口渴欲饮，烦躁少寐，梦语如谵，目红溲赤。舌红糙无津，脉象弦数。红㾦布于胸膺之间。此温已化热，湿已化燥，燥火入荣，伤阴劫津，有吸尽西江之势，化源告竭、风动痉厥之变，恐在目前。亟拟大剂生津凉荣，以清炎炎之威，冀其津生邪却，出险入夷为幸。

鲜生地六钱　天花粉三钱　川贝母二钱　生甘草八分　粉丹皮二钱　冬桑叶三钱　银花八钱　白薇钱半　羚羊片八分　朱茯神三钱　带心连翘三钱　茅芦根各一两　鲜石斛四钱　鲜竹叶卅片

二诊　湿温十八天，甘寒清解，已服二剂，舌红糙略润，津液有来复之渐。身灼热、口渴引饮均减，夜寐略安，佳境也。红㾦布而渐多，目白红丝，小溲短赤，脉数不静。少阴之阴已伤，水不济火，荣分之热尚炽，木火升腾。前方既见效机，毋庸改弦易辙也。

原方加西洋参钱半、鲜藕四两（切片入煎）。

三诊　湿温三候，温化热，湿化燥，叠进生津凉解，身灼热大减，寐安，梦语亦止。红㾦满布，荣分之热，已得外达，脉数不静，舌转光红，小便黄，七八日未更衣，阴液难以骤复，木火尚炽，余熠未净。仍拟生津泄热，佐通腑气，虽缓下，亦寓存阴之意。

西洋参钱半　冬桑叶二钱　天花粉三钱　白薇钱半　鲜生地四钱　粉丹皮二钱　川贝母三钱　生甘草六分　鲜石斛四钱　朱茯神三钱　郁李仁三钱，研　麻仁四钱，研　活芦根一尺，去节

四诊　湿温二十二天，身灼热已退，寐安神清，红㾦布而渐化，腑气亦通。舌质红，苔微白，脉象濡软而数。精神疲倦，小溲淡黄，谷食无味。邪退正虚，脾胃鼓舞无权。今拟养正和胃，寒凉慎用，虑过犹不及也。

西洋参五钱，米炒　朱茯神三钱　川石斛三钱　生甘草五分　通草八分　瓜蒌皮二钱　广橘白一钱　川贝母二钱　北秫米三钱，包

裘左　湿温八天，壮热有汗不解，口干欲饮，烦躁不

寐，热盛之时，谵语妄言，胸痞泛恶，不能纳谷，小溲浑赤。舌苔黄多白少，脉象弦滑而数。阳明之温甚炽，太阴之湿不化，蕴蒸气分，漫布三焦，有温化热，湿化燥之势，症非轻浅。姑拟苍术白虎汤加减，以观动静。

生石膏三钱　肥知母钱半　枳实炭一钱　通草八分　制苍术八分　茯苓皮三钱　炒竹茹钱半　飞滑石三钱　仙半夏钱半　活芦根一尺　荷梗一尺

二诊　今诊脉洪数较缓，壮热之势大减，稍能安寐，口干欲饮，胸闷泛恶，不能纳谷，舌苔腻黄渐化，伏温渐解，而蕴湿犹留中焦也。既见效机，毋庸更章，参入芳香淡渗之品，使湿热有出路也。

熟石膏三钱　仙半夏钱半　枳实炭一钱　泽泻一钱　制苍术八分　赤茯苓三钱　炒竹茹钱半　通草八分　飞滑石三钱　鲜藿佩各钱半　荷梗一尺

三诊　热退数日，复转寒热似疟之象，胸闷不思纳谷，且有泛恶，小溲短赤。苔黄口苦，脉象左弦数，右濡滑。此伏匿之邪，移于少阳，蕴湿留恋中焦，胃失降和。今宜和解枢机，芳香淡渗，使伏匿之邪，从枢机而解，湿热从小便而出也。

软胡柴八分　仙半夏二钱　酒黄芩一钱　赤苓三钱　枳实一钱　炒竹茹钱半　通草八分　鲜藿佩各钱半　泽泻钱半　荷梗一尺

杨左　湿温七天，身热有汗不解，午后入夜尤甚，口苦而干，渴不多饮。脉濡滑带数，舌苔薄腻。伏邪蕴湿，逗留膜原，少阳阳明为病。前进达原宣化不应，今拟柴葛解肌加味。

软柴胡八分　清水豆卷四钱　仙半夏钱半　六一散三钱,包粉葛根钱半　赤苓三钱　六神曲三钱　泽泻钱半　甘露消毒丹四钱

二诊　服药两剂,身热较前大减,胸脘不舒,纳减少寐,余邪湿热未楚,胃不和则卧不安也。脉濡滑,苔薄腻微黄。今拟芳香淡渗,以靖余氛,更当避风节食,不致反复为要。

清水豆卷四钱　佩兰叶钱半　仙半夏钱半　炒枳壳一钱　广藿香钱半　赤茯苓三钱　炒秫米三钱　炒麦芽四钱　通草八分益元散三钱,包　佛手八分　甘露消毒丹四钱

赵童　湿温已延月余,身热早轻暮剧,有时畏冷背寒,热盛之时,谵语郑声,渴喜热饮,小溲短赤,形瘦骨立,纳谷衰微。舌质红,苔薄黄,脉象虚弦而数。白疹布而不多,色不显明。良由病久正气已虚,太少之邪未罢,蕴湿留恋膜原,枢机不和,颇虑正不敌邪,致生变迁。书云:过经不解,邪在三阳。今拟小柴胡合桂枝白虎汤加减,本虚标实,固本去标为法。

潞党参钱半　软柴胡一钱　生甘草五分　仙半夏二钱　熟石膏三钱　赤茯苓三钱,朱砂拌　炙远志一钱　川桂枝八分　通草八分　泽泻钱半　焦谷芽三钱　佩兰叶钱半

二诊　进小柴胡合桂枝白虎汤加减,寒热渐退,谵语亦止,白疹布而渐多。脉象濡数,苔薄黄。太少之邪,已有外达之势,口干不多饮,精神疲倦,谷食衰微,正气已夺,脾胃鼓舞无权。今拟制小其剂,扶正祛邪,理脾和胃,冀胃气来复,自能入于坦途。

潞党参钱半　　银柴胡一钱　　生甘草五分　　云苓三钱，辰砂拌
仙半夏二钱　粉葛根钱半　广橘白一钱　佩兰叶钱半　白薇钱半
川通草八分　生熟谷芽各三钱　生姜一片　红枣三枚

俞左　湿温五天，身热不解，有汗恶风，遍体骨楚，胸闷泛恶，不能饮食。舌苔腻布而垢，脉象濡迟。伏温夹湿夹滞，互阻中焦，太阳表邪郁遏，太阴里湿弥漫，清不升而浊不降，胃乏展和之权，邪势正在鸱张。拟五苓合平胃散加减。

川桂枝八钱　赤猪苓各三钱　泽泻钱半　清水豆卷四钱　制川朴一钱　陈皮一钱　半夏一钱　制苍术一钱　枳实炭一钱　六神曲三钱　鲜藿梗钱半　鲜佩兰钱半

朱孩　湿温已延月余，身热不退，腹疼便泄，大腹膨胀，面浮体肿。舌苔灰黄，脉象濡数，纹色青紫，已逾气关。某专科投以银、翘、苓、连、滑石、通草、楂、曲、鸡金、苓、术等，意谓疳积成矣。惟按脉论症，此三阳之邪，已传入三阴。在太阴则大腹胀满，在少阴则泄泻体肿，在厥阴则腹痛肢冷。卫阳不入于阴则发热，水湿泛滥横溢，则遍体浮肿。小孩稚阳，病情若此，犹小舟之重载，覆沉可虑！今拟真武、理中、小柴胡复方图治，冀挽回于什一。

熟附片八分　炒干姜五分　炒白术钱半　连皮苓三钱　陈皮一钱　炒潞党一钱　软柴胡五分　清炙草五分　川椒目十粒　砂仁八分　大腹皮二钱　六神曲三钱

二诊　服理中、真武、小柴胡复方以来，腹胀满肢体肿均见轻减，泄泻亦止，佳兆也。惟身热晚作，乳食少进，口

干欲饮。指纹色青紫已回气关之内，脉仍濡数无力。是阴盛格阳，真寒假热，切勿因身热而即改弦易辙也。仍守原法，努力前进。

原方加嫩白薇一钱。

三诊　肿胀十减七八，身热亦觉渐退，惟神疲形瘦，谷食少进，水湿已化，正虚困顿，脾胃阳衰，鼓舞无权也。仍守原方出入。

原方去柴胡，加焦谷芽三钱、佩兰梗钱半。

按：此症疑似之处，最难辨别。认定三阴见象，投以温药，故能无虑也。否则再进寒凉，必致邪陷阳越，而不起矣。

范童　初患间疟，寒短热长，继因饮食不节，转成湿温。身热早轻暮重，热盛之时，神识昏糊，谵语妄言，胸痞闷泛恶，腑行不实。舌苔灰腻满布，脉象滑数。良由伏温夹湿夹滞，蕴蒸生痰，痰浊蒙蔽清窍，清阳之气失旷，与阳明内热者，不可同日而语也，颇虑传经增变。拟清温化湿，涤痰消滞。去其有形，则无形之邪，自易解散。

豆豉三钱　前胡钱半　干葛一钱　银花三钱　连翘三钱　赤苓三钱　半夏二钱　藿香佩兰各钱半　炒枳实钱半　竹茹钱半，姜炒　神曲三钱　菖蒲八分　荷叶一角

二诊　服前方以来，诸恙渐轻，不过夜有梦语如谶之象。某医认为暑令之恙，暑热熏蒸心胞，投芩、连、益元散、竹叶、茅根等，变为泄泻无度，稀粥食升，犹不知饱，渴喜热饮，身热依然。舌灰淡黄，脉象濡数。此藜藿之体，中气本虚，寒凉太过，一变而邪陷三阴，太阴清气不升，浊

阴凝聚，虚气散逆，中虚求食，有似除中，而尚未至除中也。阴盛格阳，真寒假热，势已入于险境。姑仿附子理中合小柴胡意，冀其应手则吉。

熟附块钱半　炒潞党二钱　炮姜炭六分　炒冬术二钱　炙草四分　云茯苓三钱　煨葛根钱半　软柴胡七分　仙半夏二钱　陈皮一钱　炒谷芽苡仁各三钱　红枣二枚　荷叶一角

三诊　温运太阴，和解枢机，连服三剂，身热泄泻渐减，胀满亦松，脘中虽饥，已不多食，均属佳境。而神疲倦怠，渴喜热饮，舌淡黄，脉濡数无力，中虚脾弱，饮水自救。效方出入，毋庸更章。

炒潞党二钱　熟附片一钱　炮姜炭五分　云苓三钱　炙草五分　大砂仁八分　陈皮一钱　炒谷芽苡仁各三钱　炒白术二钱　荷叶一角

又服三剂，加炒淮药三钱。

按：此症骤见似难着手，然既泻而腹仍膨，则非实胀，已可概见。苔灰淡黄，脉象濡数，俱是假热，所谓不从脉而从症也。

邹女　湿温九天，身热午后尤甚，口干不多饮，头痛且胀，胸闷不能食，腑行溏薄。舌苔薄腻带黄，脉象濡数，左关带弦。温与湿合，热处湿中，蕴蒸膜原，漫布三焦。温不解则热不退，湿不去则温不清，能得白㾦，而邪始有出路。然湿为粘腻之邪，最难骤化，恐有缠绵之虑。姑拟柴葛解肌，以去其温，芳香淡渗，而利其湿。

软柴胡八分　葛根钱半　清水豆卷三钱　赤苓三钱　泽泻五钱　银花炭三钱　连翘二钱　鲜藿香钱半　鲜佩兰钱半　神曲二钱

大腹皮二钱　　通草八分　　荷叶一角　　甘露消毒丹四钱，包

二诊　湿温十二天，汗多，身热虽减，而溏泻更甚于前，日夜有十余次之多。细视所泻之粪水，黑多黄少，并不臭秽。唇焦齿垢，口干欲饮，饮入肠鸣，小溲短少而赤。舌边红，苔干黄，脉象左濡数，右濡迟，趺阳之脉亦弱。此太阴为湿所困，清气下陷。粪水黑多黄少，黑属肾色，是少阴胜、趺阳负，明矣。况泻多既伤脾，亦伤阴。脾阳不能为胃行其津液，输运于上，阴伤津液亦不上承，唇焦齿垢，职是故也。书云：自利不渴者，属太阴，自利而渴者，属少阴。少阴为水火之脏，为三阴之枢，少阴阴阳两伤，上有浮热，下有虚寒，显然可见。脉证参观，颇虑正不敌邪，白痦不能外达，有内陷之险。欲滋养则碍脾，欲温化则伤阴，顾此失彼，殊属棘手。辗转思维，惟有扶正祛邪，培补中土，冀正旺则伏邪自达，土厚则虚火自敛，未识能弋获否。

人参须一钱　　米炒於术二钱　　清水豆卷四钱　　云苓三钱　生甘草三分　　炒淮①药三钱　　炮姜炭三分　　炒扁豆衣三钱　　炒谷芽、苡仁各三钱　　干荷叶一角　　陈仓米一两，煎汤代水

三诊　湿温两候。前方连服三剂，泄泻次数已减，所下粪水，仍黑黄夹杂，小溲短赤，口干欲饮，齿缝渗血。舌边红，苔干黄，脉象濡数，尺部细弱。白痦布于胸膺脐腹之间，籽粒细小不密。伏温蕴湿，有暗泄之机。然少阴之阴，太阴之阳，因泻而伤，清津无以上供。泻不止，则正气不复；正不复，则邪不能透达，虽逾险岭，未涉坦途也。仍宜益气崇土为主，固胃涩肠佐之。

---

① 淮：原作"怀"，据文义改。下同。

吉林参一钱　米炒於术二钱　生甘草三分　云苓三钱　炒淮药三钱　炒川贝二钱　禹余粮三钱　炒谷芽三钱　橘白一钱　炒薏仁三钱　干荷叶一角

四诊　湿温十七天。泄泻已减七八，粪色转黄，亦觉臭秽。太阴已有健运之渐，白痦布而甚多，色亦显明，正胜邪达之佳象。口干而腻，不思谷食，睡醒后面红，稍有谵语，逾时而清。脉濡数而缓，舌质红苔黄。良由气阴两伤，神不安舍，余湿酿成痰浊，留恋中焦，胃气呆顿。今拟七分扶正三分祛邪，虚实兼顾，以善其后也。

人参须八分　炒於术钱半　炒川贝二钱　云苓神辰砂拌，各三钱　远志一钱　炒淮药三钱　橘白一钱　炒谷芽苡仁各三钱　清水豆卷三钱　佩兰钱半　清炙枇杷叶二钱

哈右　湿温匝月。身壮热，汗多畏寒，胸闷呕吐，纳食不进，烦躁懊憹，少腹胀痛拒按，溺时管痛，小便不利，口干唇燥，渴喜热饮。舌苔白腻，脉象左弦迟而紧，右沉细无力。据述病起于经行之后。阅前所服之方，栀豉、二陈、泻心、八珍、金铃子散等剂。推其病情，其邪始在太阴阳明，苦寒叠进，邪遂陷入少阴厥阴，清阳窒塞，蓄瘀积于下焦，膀胱宣化失司，烦躁似阳，实阴躁也。阴盛于下，格阳于上，若再投苦降，则邪愈陷愈深矣。今拟吴茱萸汤加味，温经逐湿，理气祛瘀，冀其转机为幸。

淡吴萸六分　熟附片八分　赤苓三钱　连壳蔻仁八分　焦楂炭三钱　姜半夏二钱　砂仁八分　陈皮八分　延胡索一钱　五灵脂钱半　两头尖钱半，酒浸，包　泽泻一钱　生姜两片

二诊　两进吴茱萸汤，呕吐烦躁，均已轻减，少腹胀痛

亦松。反加大便溏泄，有七八次之多。寒滞有下行之机，中阳有来复之渐，佳象也。身热依然，口干唇燥，渴喜热饮，苔腻稍化，脉仍弦迟。勿可因口干唇燥，即改弦易辙，虽有身热，可毋庸虑，但使卫阳能入于阴，则身热自除矣。仍守原法，更进一筹。

原方去生姜、连壳蔻仁，加炮姜炭六分、炒白术一钱。

三诊　呕吐溏泄已止，少腹胀痛亦减大半。惟小溲不利，溺时管痛，唇燥口干不多饮。脉象寸关濡滑，尺部涩迟。是蓄瘀蕴湿，留恋下焦，膀胱气化无权，脾不能为胃行其津液，浸润于上。症虽转机，还当谨慎。今制小其剂，加入通关滋肾之品，使蓄瘀蕴湿，从下窍而出。

吴萸四分　仙半夏二钱　熟附片八分　赤苓三钱　陈皮一钱炒白术二钱　炮姜炭四分　清炙草四分　砂仁八分　琥珀屑六分通天草五钱　滋肾通关丸三钱，包煎

诸恙十减七八，小溲亦利，惟纳谷衰少，神疲肢倦，唇干口干不多饮，苔转淡黄，脉现濡缓。是脾胃两伤，运化失常。今拟醒脾和胃，而宣余湿，隔一日服一剂。仿经旨大毒治病，十去其八，小毒治病，十去其六，毋使过之，伤其正也之意。

炒白术二钱　云苓三钱　清炙草五分　陈皮一钱　仙半夏二钱　大砂仁八分　焦谷芽五钱　省头草五钱　绛通草八分　通天草五钱　生姜两片　红枣四牧

巫左　湿温症已延月。寒热时轻时剧，口干不喜饮，腑行溏薄。初由伏邪湿热，蕴于募原，少阳枢机不和，太阴为湿所困，清气不升。阅前方参、附、龙、牡、姜、桂、二陈

等剂，温涩太过，致伏邪无路可出，愈郁愈深，如胶似漆。邪遏化热，湿遏化燥，伤阴劫津，化源告竭，气逆而促，神糊谵语，所由来也。舌苔黑糙而垢，有似少阴热结旁流、急下存阴之条；无如脉象左弦细促数，右部虚散，复无燥实坚满之形，安有可下之理？阴液枯槁，正气亦匮，厥脱之变，即在目前矣。勉拟增液生津，以救其焚，亦不过尽人力以冀天眷！

西洋参三钱　朱茯神二钱　天竺黄钱半　嫩钩钩三钱，后入大麦冬二钱　紫贝齿三钱　银柴胡八分　枳实炭八分　霍石斛三钱　川贝母二钱　清炙草四分　炒竹茹钱半

叶左　初病喉痧，治愈之后，因复感停滞，酿成湿温。身热有汗不解，临晚畏寒，入夜热势较盛，天明即觉轻减，已有三候。口干不多饮，小溲短赤，逾时有粉汁之形。苔薄黄，脉濡数。素有失红，阴虚体质，叠进清温化湿之剂，其热非特不减，反加肤肿足肿，脐腹饱满，面浮咳嗽。细推病情，太阳经邪未解，膀胱腑湿不化，久则湿困太阴，健运无权。湿为阴邪，易于化水，水湿泛滥，则为肤肿足肿；中阳不行，浊阴凝聚，则为脐腹饱满；水湿逆肺，则为咳嗽面浮；格阳于外，则身热不退也。恙势已入险境，岂可泛视。今拟五苓加味，温开太阳而化水湿，勿可拘执阴虚体质，而畏投温剂，致一误而再误也。然乎？否乎？质之高明！

川桂枝八分　连皮苓四钱　炒白术三钱　猪苓三钱　仙半夏三钱　大腹皮二钱　砂仁八分　光杏仁三钱　泽泻一钱　姜皮八分陈皮一钱　冬瓜子皮各三钱

二诊　两进五苓，症势未见动静。夫太阳为寒水之经，

本阴标阳；太阳与少阴为表里，少阴为水火之脏，本热标
寒，太阳之阳不行，少阴之阳亦伤，少火不能生土，中央乾
健无权，水湿日积，泛滥横溢，浊阴凝聚，阴盛格阳，肺失
治节，水道不行，险象环生，殊可虑也。脉象寸部濡数，关
尺迟弱，真阳埋没，阴霾满布，若加气喘，则难为力矣。再
拟五苓合真武汤，震动肾阳，温化水湿，千钧一发，惟此一
举。狂见如斯，明者何如？

熟附块一钱　　川桂枝八分　　陈皮一钱　　大砂仁八分　　连皮苓
四钱　　猪苓二钱　　大腹皮二钱　　川椒目十四粒　　炒白术三钱　　泽泻
钱半　　水炙桑皮钱半　　淡姜皮八分

三诊　　连服五苓真武以来，肤肿跗肿腹满，已见轻减；
小溲稍多，真阳有震动之渐，水湿有下行之势；临晚形寒身
热，至天明得汗而退，枢机有斡旋之意，均属佳象。口干渴
喜热饮，痰多咳嗽，谷食衰微，白苔化而转淡。夫太阴为湿
久困，乾健无权，肺失肃化。脉象关尺迟弱略起。虽逾险
岭，未涉坦途，仍守前法，努力前进。

桂枝六分　　白术三钱　　熟附块一钱　　软柴胡七分　　大腹皮二
钱　　茯苓四钱　　泽泻钱半　　大砂仁八分　　仙半夏二钱　　水炙桑皮
钱半　　清炙草五分　　生姜两片　　红枣四枚　　炒谷芽苡仁各三钱

四诊　　温少阴，开太阳，运中阳，逐水湿，又服二剂，
肿退，腹满渐消，临晚寒热亦轻。惟痰多咳嗽，纳谷衰少，
小溲不清。苔薄腻微黄，脉象缓滑。此脾不健运，胃不流
通，湿痰积之于肺，肺失肃化之权。再仿前意，制小其剂。

吉林参须八分　　连皮苓四钱　　炒白术钱半　　光杏仁三钱　　冬
瓜子皮各三钱　　软柴胡八分　　福泽泻钱半　　清炙草五分　　大砂仁
八分　　仙半夏二钱　　陈皮一钱　　熟附块八分　　炒谷麦芽各三钱

五诊　肿满已消，寒热亦退，惟纳谷衰少，口有甜味，痰多咳嗽，小溲不清。脉象濡滑。余湿留恋中焦，脾胃运化失司，津液不布为痰，此痰多而咳嗽也。今当调理脾胃以化余湿，节其饮食而慎起居。

炒白术五钱　陈广皮一钱　清水豆卷四钱　炒谷芽苡仁各三钱　冬瓜子皮各三钱　连皮苓四钱　仙半夏二钱　省头草钱半　大砂仁七分　光杏仁三钱　川贝二钱　通草八分　清炙枇杷叶二钱，上毛，包煎

沈左　湿温四候，身热早轻暮重，有汗不解，白㾦已布，色不显明，口干欲饮，唇燥齿垢，形瘦神疲。舌质红，苔微黄，脉濡数无力。此乃气阴已伤，余邪湿热，留恋气荣之间，入夜梦语如谵，有神不守舍之象，且有咳嗽，肺胃亦虚，虚多邪少，还虑生波。今拟清养肺胃之阴，宣化三焦之湿。

南沙参三钱　朱茯神三钱　川贝二钱　通草八分　川石斛三钱　冬桑叶三钱　瓜蒌皮二钱　冬瓜子三钱　嫩白薇钱半　粉丹皮钱半　广橘白一钱　生苡仁三钱　清炙枇杷叶二钱，去毛，包

复诊　诸恙见轻，原方加北秫米包，三钱。

郑左　湿温十八天。初起身热，继则不热，两颧红赤，小溲自遗，时时欲寐。舌灰薄腻，口干不欲饮，脉沉细无神。此邪陷少阴，肾阳埋没，龙雷之火，飞越于上，戴阳症也，殊为可虑！急拟温经扶正而潜浮阳，未识能得挽救否。

潞党参五钱　龙骨三钱　煨益智钱半　炙远志一钱　熟附块三钱　牡蛎三钱　清炙草五分　炒於术钱半　鹿角霜五钱

复诊　加炙黄芪、大砂仁。

冯左　湿温三候，身热有汗不解，胸痞泛恶，脐腹作胀，两足痿软不能步履。苔腻脉濡。湿邪自下及上，自外入内，盖脚气之重症也。若加气喘，则危殆矣，急拟逐湿下行。

清水豆卷四钱　陈广皮一钱　制苍术一钱　制川朴一钱　仙半夏二钱　枳实炭一钱　赤茯苓三钱　淡吴萸五分　大腹皮二钱木防己二钱　陈木瓜三钱　生苡仁四钱　生姜三片

王幼　湿温伏邪，已十六天，汗多潮热，口干欲饮，白痦布于胸腹之间，八九日未更衣，脐下按之疼痛。舌红绛中后腻黄，脉象沉数。叠投清温化湿之剂，诸症不减；良由伏邪蕴湿化热，由气及荣，由经入腑，腑中宿垢不得下达也。吴又可云：温病下不嫌早。导滞通腑为主，清温凉荣佐之，使有形之滞得下，则无形之邪自易解散。

生川军二钱　玄①明粉钱半，后入　枳实一钱　生甘草五分冬桑叶二钱　粉丹皮二钱　青蒿钱半　嫩白薇钱半　京赤芍钱半青荷梗一尺　活水芦根一尺，去节

复诊　昨进导滞通腑，清荣泄热之剂，腑气已通，潮热渐减，白痦布而不多，口干欲饮。舌中腻黄渐化，脉濡数无力。阴液暗伤，余热留恋气荣之间，清津无以上供。今拟生津清化，佐入和胃之品，尚须节食，恐多食则复，少食则遗之弊。

---

①　玄：原作"元"，据文义改。

天花粉三钱　　霜桑叶二钱　　粉丹皮钱半　　京赤芍钱半　　朱茯神三钱　　青蒿梗钱半　　嫩白薇钱半　　通草八分　　六一散三钱,包　青荷梗一尺　　生熟谷芽各三钱

　　周左　湿温月余,身热汗多,神识模糊,谵语郑声,唇燥口干不欲饮,谷食不进。舌苔干腻,脉象沉细。此湿邪久困太阴,陷入少阴,湿为阴邪,最易伤阳。卫阳失于外护则汗多,浮阳越于躯壳则身热,神不守舍则神糊,与热入心包者,有霄壤之别。动则微喘,肾气不纳也。十余日未更衣,此阴结也。脉证参合,正气涣散,阴阳脱离即在目前矣。急拟参附回阳,龙牡潜阳,苟能阳回神定,庶可望转危为安之幸。

　　别直参二钱　　熟附块二钱　　左牡蛎三钱　　大砂仁八分　　仙半夏二钱　　炙远志一钱　　花龙骨三钱　　朱茯神三钱　　炒枣仁三钱　北秫米三钱,包　　浮小麦四钱

　　二诊　两进参附回阳,龙牡潜阳,汗收神清,阳气有内返之佳境。口干,渴喜热饮,纳谷衰少,精神困顿,十余日未更衣,腹内微胀,并不拒按。苔干腻,脉沉细。阳不运行,阴气凝结,肠垢不得下达,犹严寒之时,水冰而地坼也,险岭虽逾,未入坦途。再拟扶正助阳,温通腑气。

　　别直参钱半　　熟附块钱半　　朱茯神三钱　　炙远志一钱　　炒枣仁三钱　　仙半夏三钱　　陈广皮一钱　　大麻仁四钱,研　　郁李仁三钱,研　　火麻仁三钱,研　　焦谷芽四钱　　半硫丸二钱　　外用蜜煎导法。

　　三诊　服两剂后,腑气已通,余恙如故。原方去半硫丸、郁李仁、大麻仁,加米炒於术。

费左　湿温三候。初病足背湿结毒起见，腐溃不得脓，疮旁四周肿红焮痛，寒热晚甚，梦语如谵。前医叠投寒凉解毒，外疡虽见轻减，而加呃逆频频，胸痞泛恶，口有酸甜之味，不能饮食，渴不欲饮，口舌糜腐，小溲短赤。脉象濡滑而数。良由寒凉太过，湿遏热伏，热处湿中，胃阳被困，气机窒塞，已成坏症。议进辛以开之，苦以降之，芳香以宣之，淡渗以利之，复方图治；应手乃幸。

仙半夏二钱　淡吴萸一分　郁金五钱　通草八分　清水豆卷四钱　枳实炭一钱　川雅连四分　姜竹茹五钱　柿蒂五枚　鲜藿香五钱　鲜佩兰五钱　鲜枇杷叶三张，去毛，包

二诊　连服辛开苦降、芳香淡渗之剂，呃逆止，泛恶亦减，胸痞噫气，口舌糜腐依然，口有酸甜之味，身热起伏无常，小溲短赤，脉象濡数。湿热为粘腻之邪，最难骤化，胶阻于中，则胸痞噫气，薰蒸于上，则口糜酸甜，三焦决渎无权，则小溲短赤，白疹不现，邪无出路。前方既见合度，循序前进，以图后效。

仙半夏五钱　左金丸五分，包　清水豆卷四钱　通草八分　枳实炭一钱　炒竹茹二钱　茯苓皮三钱　鲜藿佩各五钱　柿蒂五枚　枇杷叶五张　滋肾通关丸五钱，包煎

三诊　呕恶止，胸痞未舒，口舌糜腐亦减，白疹渐现，伏邪湿热，已有暗泄之机。十余日未更衣，小溲短赤，身热临晚似剧，脉濡数。申酉为阳明旺时，阳明腑垢不得下达，三焦之余湿，一时未易清澈。再守原法，加入通幽润肠之品，腑垢得去，则经中之余热，自无形默化也。

仙半夏四钱　川连四分　青蒿梗五钱　白薇五钱　清水豆卷四钱　全瓜蒌四钱，切　郁李仁三钱，研　大麻仁三钱，研　枳实

炭—钱　炒竹茹五钱　鲜佩兰四钱　滋肾通关丸五钱，包煎

四诊　腑气已通，诸恙均平。今且调其胃气，宣化余湿，更当节饮食，以杜反复。

南沙参三钱　青蒿梗五钱　白薇五钱　清水豆卷三钱　鲜佩兰五钱　仙半夏五钱　江枳壳—钱　竹茹五钱　通草八分　鲜枇杷叶四张　生熟谷芽各三钱　滋肾通关丸包，五钱

徐右　伏温夹湿，陷入厥阴，神识昏糊，牙关紧闭，四肢逆冷，唇燥而焦，胸闷呕吐，饮食不进。湿热酿成浊痰，互阻中焦，胃失降和。脉沉细而数，苔灰黄。况素体阴亏，肝火内炽，更兼怀孕，颇虑殒胎，危笃之症也。仿经旨有故无殒亦无殒也之意，拟四逆散加减，冀陷入之邪，从阳明而解为幸。

银柴胡—钱　炙远志肉—钱　炙僵蚕三钱　仙半夏五钱　净蝉衣七分　九节石菖蒲八分　枳实炭八分　炒竹茹五分　嫩钩钩三钱，后下　清水豆卷二钱　广郁金五钱　薄荷叶八分　淡竹沥—两　姜汁三四滴，冲服

二诊　昨进四逆散加减，神识渐清，呕吐亦止，虽属佳兆。无如牙关拘紧，齿垢无津，里热口干，胸闷气粗。按脉沉细而数。良由阴液已伤，津无上承，陷入之温邪，未能透达，痰热胶阻肺络，肺关输布之权，况怀麟七月，胎气亦伤，虽见小效，尚不足恃也。今拟生津达邪，清神涤痰，未识能得转危就安否。

霍石斛三钱　炙远志肉—钱　川贝母二钱　淡竹油—两　清水豆卷三钱　鲜石菖蒲八分　瓜蒌皮二钱　嫩钩钩三钱，后下　黑山栀二钱　鲜枇杷叶三张　鲜竹茹二钱　枳实七分，同炒

三诊　神识渐清，呕吐渐止，牙关拘紧亦舒，齿垢无津，咳嗽咯痰不爽，里热头眩。按脉濡滑而数。是阴液已伤，津少上承；陷入之邪，有暗泄之机；厥阳升腾，痰热胶阻肺络，肺失输布，怀鳞七月，今太阴肺经司胎，胎热乘肺，肺气愈形窒塞，虽逾险岭，未涉坦途。再宜生津达邪，清神涤痰，冀望正胜邪却为吉。

霍山石斛三钱　炙远志肉一钱　霜桑叶三钱　清水豆卷三钱　鲜石草蒲八分　滁菊花三钱　黑山栀二钱　鲜竹茹二钱　光杏仁三钱　川贝母二钱　瓜蒌皮二钱　嫩钩钩三钱，后下　鲜枇杷叶三张　淡竹油一两，冲

四诊　神识已清，津液渐回，里热亦减，而呕吐又起，不能饮食，口舌碎痛，腑气不行。脉象左弦数，右濡滑。此湿火上升，痰浊未楚，肺胃之气，不得下降，能得不生枝节，可望渐入佳境。仍宜生津和胃，苦降痰浊，怀鳞七月，助顺胎气。

川石斛三钱　川贝母二钱　炙白苏子五钱　水炒川连三分　全瓜蒌四钱，切　旋覆花五钱，包　仙半夏五钱　鲜竹茹二钱　生熟谷芽各三钱　干芦根一两，去节　清炙枇杷叶三钱，去毛，包　柿蒂十四枚　广橘白一钱

五诊　呕吐已止，口舌碎痛亦减，胸脘不舒，饮食少进，神疲，右颧赤色。脉象软滑无神。怀鳞七月，阳明少阴阴液已伤，痰浊未楚，厥气乘势横逆。再宜益阴柔肝，助顺胎气，而化痰浊。

川石斛三钱　抱茯神三钱　广橘白一钱　生白芍二钱　川贝母二钱　炒竹茹二钱　仙半夏五钱　瓜蒌皮二钱　生熟谷芽各三钱　干芦根一两，去节　清炙枇杷叶三钱，去毛，包　春砂壳四分

　　六诊　呕吐止，口舌碎痛亦减，惟纳谷不香，颈项胸膺发出白痦，伏邪湿热，已有外泄之佳象。口干不多饮，舌质红，苔薄腻，脉象濡滑而数。阴伤难复，浊痰未化，津少上承。怀麟七月，胎前以清热养阴为主。再宜养阴宣肺，和胃化痰。

　　川石斛三钱　抱茯神三钱　熟谷芽四钱　净蝉衣八分　清水豆卷三钱　佩兰梗五钱　光杏仁三钱　陈广皮一钱　清炙枇杷叶三钱，去毛，包　象贝母三钱　炒竹茹五钱　干芦根一两，去节　净蝉衣八分　吉林参须八分

　　谨按：此症为阴虚温邪内陷。若遇时医，见神识昏糊而大进犀羚，则邪遏不达而毙；或见四肢逆冷，而任投姜附，则阴液涸竭而亡。况怀麟七月，恐其胎气受伤，用药最为棘手。而夫子初诊，即认定为热厥，投四逆散以解之。继又速进养阴清热之剂，使内陷之邪，由脏转腑，由里达表，卒使病者得庆更生，其识见深矣。治安幸列门墙，弥殷钻仰，谨录之。受业朱治安志[①]。

　　湿温三候，灼热不退，舌绛起刺，脉洪数。温邪化火，由气入营，热邪内炽，扰犯包宫，伤津劫液，化源欲竭。以致唇焦齿垢，谵语妄言，内陷重症，危笃之至。拟养阴救液，清火开窍，未识能有挽回否。

　　犀角尖　粉丹皮　带心麦冬　鲜石菖蒲　鲜生地　京赤芍　上川连　鲜竹叶心　带心连翘　京玄参　天竺黄　活芦根　牛黄清心丸另研细末化服

　　湿温身热两候。有汗不解，早轻暮重，口干不多饮，红

---

　　① 志：原作"誌"，据文义改。下同。

疹白㾦，布于胸膺之间。脉数，苔灰黄，伏邪湿热，蕴蒸气分，漫布三焦。叶香岩先生云：湿热为粘腻之邪，最难骤化，所以身热久而不退也。宜以宣化。

　　净蝉衣　茯苓皮　香青蒿　荷梗　熟牛蒡　通草　嫩白薇　黑山栀　清水豆卷　六一散　酒炒黄芩

　　秋温伏暑，蕴蒸阳明，身热甚壮，有汗不解，口干欲饮，苔黄脉数，两足逆冷。是热在阳明，湿在太阴，与中寒者不同，症势沉重。姑拟加味苍术白虎汤，清温燥湿，以望转机。

　　生石膏　天花粉　黑山栀　肥知母　金银花　活芦根生甘草　连翘壳　制苍术

　　湿温四天，身热有汗不解，胸痞泛恶，口干不多饮。舌苔薄腻而黄，脉濡滑而数。伏邪湿热，漫布三焦，气机不宣，痰浊交阻，胃失降和。治宜宣气淡渗。

　　光杏仁　清水豆卷　鲜竹茹_{江枳实同炒}　茯苓皮　通草白蔻仁　块滑石　佛手露　生熟苡仁　仙半夏　酒炒黄芩鲜藿香佩兰

　　温邪暑湿，夹滞互阻，太阴阳明为病。发热五天，有汗不解，胸痞泛恶，腹痛痢下，日夜四五十次。舌尖绛，中厚灰腻而黄，脉象滑数有力。暑为天之气，湿为地之气，暑湿蕴蒸阳明，湿滞郁于肠间，气机窒塞，胃失降和，湿温兼痢之重症。姑宜泄①气分之伏邪，化阳明之垢浊，表里双解，通因通用之意。

———————————

　　①　泄：原作"益"，据文义改。

炒香豉　银花炭　六神曲　炒竹茹　黑山栀皮　扁①豆衣　焦楂炭　青陈皮　酒炒黄芩　仙半夏　鲜藿香　炒赤芍鲜佩兰　枳实导滞丸

伏邪湿热，蕴蒸气分，漫布三焦。身热早轻暮重，已有旬余，白疹布而不多，湿热原有暗泄之机。无如入夜梦呓，如谵语之状，亦是湿热薰蒸清窍所致。口干溲赤，大便溏薄，热在阳明，湿在太阴，经所谓热搏注泄是也。吴鞠通先生云：湿温之症，氤氲粘腻，非易速解，虑其缠绵增剧。拟葛根黄芩黄连汤加味，解肌清温，苦化湿热。

粉葛根　朱茯神　炒麦芽　朱灯心　酒炒黄芩　炒银花通草　水炒川连　连翘壳　净蝉衣　鸡苏散　青荷梗　鲜竹叶

脉来濡数，濡为湿，数为热。湿与热合，蕴蒸气分，漫布三焦，是以身热三候，朝轻暮重，白疹满布胸膺之间，形瘦神疲，乃湿热郁久不化，耗气伤阴所致，症势非轻。急宜存阴清宣。

金石斛　嫩白薇　六一散　象贝母　南北沙参　茯苓皮净蝉衣　鲜竹叶　香青蒿　通草　连翘壳　荷梗

湿温蕴蒸阳明，灼热三候不退。舌红脉数。伏湿化热，津液暗伤。入夜谵语者，乃热势薰灼，清窍被蒙所致。虑其热极生风，筋燥为痉，痰升成厥。急宜生津清温，佐以泄热。

鲜石斛　金银花　肥知母　鲜竹叶茹　京玄参　连翘壳天竺黄　天花粉　粉丹皮　活芦根

---

① 扁：原作"蔙"，据文义改。下同。

卷　四

孟河丁泽周甘仁著　长孙济万编辑

及门诸子程门雪、朱振声、陶可箴、钱乃振、刘佐彤、宋大仁同参

霍 乱 门

陈左　夏月阳外阴内，偏嗜生冷，腠理开发，外邪易袭。骤触疫疬不正之气，由口鼻而直入中道，以致寒暑湿滞，互阻中焦，清浊混淆，乱于肠胃，胃失降和，脾乏升运，而大吐大泻，挥霍撩乱。阴邪锢闭于内，中阳不伸，不能鼓击于脉道，故脉伏；不能通达于四肢，故肢冷，两足转筋。一因寒则收引，一因土虚木贼也。汗多烦躁，欲坐井中之状，口渴不欲饮，是阴盛于下，格阳于上，

此阴躁也。形肉陡然削瘦，脾土大伤，谷气不入，生化欲绝，阴邪无退散之期，阳气有脱离之险，脉证参合，危在旦夕间矣！拟白通四逆加人尿猪胆汁意，急回欲散之阳，驱内胜之阴，背城借一，以冀获效。

生熟附子各三钱　淡干姜五钱　炙草一钱　姜半夏三钱　吴萸七分　川连三分　赤苓四钱　陈皮一钱　陈木瓜五钱　童便一杯　猪胆汁冲服，三四滴

复诊　吐泻烦躁均减，脉伏肢冷依然，加炒潞党参钱四。

罗左　触受寒疫不正之气，夹湿滞交阻，太阴阳明为病，清浊相干，升降失常，猝然吐泻交作，脉伏肢冷，目陷肉削，汗出如雨。脾主四肢，浊阴盘踞中州，阳气不能通达，脉伏肢冷，职是故也。阳气外越则自汗，正气大虚则目陷肉削。舌苔白腻，虚中夹实，阴霍乱之重症。亟拟白通四逆汤合附子理中汤加减，以期转机为幸。

熟附子块二钱　淡干姜一钱　清炙草八分　姜半夏三钱　吴萸七分　童便冲服，一酒杯　炒潞党参三钱　生白术二钱　赤苓四钱　制川朴一钱　川连三分　猪胆汁冲服，三四滴

灶心黄土一两　阴阳水煎。

朱右　吸收疫疠，由口鼻而直入中道，与伏暑湿滞互阻，脾胃两病。猝然腹中绞痛，烦躁懊憹，上为呕吐，下为泄泻，四肢厥逆，口干欲饮。脉伏，舌苔薄腻而黄。清气在下，浊气在上，阴阳乖戾，气乱于中，而为上吐下泻，湿遏热伏，气机闭塞，而为肢冷脉伏，热深厥深，霍乱重症。亟宜萸连解毒汤加减，辛开苦降，芳香化浊，冀挽回于什一。

上川连八分　淡吴萸二分　仙半夏二钱　枳实炭一钱　黄芩钱半　藿香梗钱半　六神曲三钱　赤猪苓各三钱　炒白芍钱半　阴阳水煎玉枢丹四分

二诊　昨投萸连解毒汤，吐泻渐减，脉息渐起，四肢微温，佳兆也。惟烦躁干恶，口渴喜冷饮，舌前半红绛，中后薄黄，小溲短赤。是吐伤胃，泻伤脾，脾阳胃阴既伤，木火上冲，伏暑湿热留恋不化也。今守原意，加入清暑渗湿之品，能得不增他变，可冀出险履夷。

上川连八分　淡吴萸一分　仙半夏钱半　枳实炭八分　黄芩

钱半　炒白芍钱半　炒竹茹钱半　枇杷叶四片　柿蒂五枚　赤苓三钱　活芦根一尺　通草八分　神仁丹四分

三诊　吐泻已止，脉起肢温，烦躁干恶亦减，惟身热口渴，欲喜冷饮，小溲短少而赤，舌红苔黄。阴液已伤，伏暑湿热蕴蒸膜原，三焦宣化失司。再拟生津清暑，苦寒泄热，淡以渗湿。

天花粉三钱　仙半夏钱半　银花三钱　六一散三钱，包　赤苓三钱　鲜石斛三钱　川雅连五分　连翘三钱　通草八分　竹茹钱半　活芦根一尺，去节　枇杷叶四张，去毛，包

尤左　寒暑湿滞互阻，太阴阳明为病，阴阳逆乱，清浊混淆。猝然吐泻交作，腹中绞痛，烦闷懊憹，脉沉似伏，霍乱之症，弗轻视之。亟拟芳香化浊，分利阴阳。

藿苏梗各钱半　枳实炭一钱　陈广皮一钱　姜川连五分　大腹皮二钱　姜半夏二钱　制川朴一钱　白蔻仁八分　淡吴萸二分　六神曲三钱　炒车前三钱　生姜三片　赤猪苓各二钱　玉枢丹四分，冲

二诊　昨进正气合左金法，吐泻渐止，腹痛亦减，脉转濡数。反见身热，口干不多饮，舌苔灰腻而黄。伏邪有外达之机，里病有转表之象，均属佳境。仍守原意，加入解表，俾伏邪从汗而散。

淡豆豉三钱　嫩前胡钱半　苏藿梗各钱半　仙半夏二钱　大腹皮二钱　薄荷叶八分　制川朴一钱　陈广皮一钱　炒枳壳一钱　六神曲三钱　白蔻壳一钱　姜竹茹一钱　荷叶一角

恙由吐泻而起，太阴阳明为病。今吐泻虽止，而里热口渴，烦躁不寐，舌糙黑，脉细数。脾胃之阴已伤，心肝之火

内炽。当宜养阴救液而清伏热。

鲜石斛三钱　连翘壳三钱　冬桑叶三钱　朱茯神三钱　细生地三钱　黑山栀钱半　粉丹皮二钱　天花粉三钱　生甘草六分活芦根一尺，去节

暑湿夹滞，互阻中焦，太阴阳明为病，吐泻交作，腹中绞痛，脉沉，四肢厥冷，舌灰腻微黄。此乃感受疫疠之气，由口鼻而直入中道，遂致清浊混淆，升降失司。邪入于胃，则为呕吐；邪入于脾，则为泄泻。湿遏热伏，气道闭塞，气闭则不能通达经隧，所以四肢逆冷也。《伤寒论》曰：呕吐而利，名曰霍乱。此重症也，急拟芳香化浊，分利阴阳。

藿苏梗各钱半　川雅连五分　淡黄芩钱半　炒竹叶钱半　广陈皮一钱　淡吴萸二分　炒赤芍二钱　大腹皮二钱　仙半夏二钱制川朴八分　枳实炭一钱　六神曲三钱　炒车前三钱　玉枢丹四分，冲

疫疠之邪，挟暑湿滞互阻，太阴阳明为病，腹中绞痛，烦躁不安，上为呕吐，下为泄泻，四肢逆冷，口干欲饮。脉细欲伏，舌苔薄腻而黄。清气在阴，浊气在阳，阴阳反戾，气乱于中，遂有此变。湿遏热伏，气机否塞，所以四肢逆冷，脉道为之不利，霍乱重症，急拟黄连解毒汤加味，辛开苦降，芳香化浊。

川雅连　淡吴萸　淡黄芩　鲜竹叶　枳实炭　大白芍灶心土　藿香梗　仙半夏　六神曲　玉枢丹　阴阳水煎

寒疫不正之气，挟湿滞互阻，太阴阳明为病，清浊相干，升降失常。忽然吐泻交作，脉伏肢冷，目陷肉削，汗出如冰。脾主四肢，浊阴盘踞中州，阳气不能通达，肢冷脉伏，职是故也。阴无退散之期，阳有散亡之象，阴霍乱之重

症，危在旦夕！勉拟通脉四逆汤加味，驱内胜之阴，复外散之阳，未识能有挽回否？

熟附片　姜川连　仙半夏　猪胆汁　淡干姜　炙甘草　赤猪苓　淡吴萸　制小朴　葱白头

寒邪直中三阴，吐泻交作。脉沉。四肢逆冷，烦躁不安，口干不欲饮。伤寒六经，邪入三阳为浅，三阴为重。吐泻交作，邪入太阴也；四肢逆冷，邪入厥阴也；脉沉，邪入少阴也。阴盛于内，格阳于外。烦躁不安，口干不欲饮，内真寒而外假热，显然可见。阴邪方盛，真阳欲亡，危在旦夕。拟通脉四逆汤加味，驱内据之阴，回外散之阳，以冀阳光普照，则阴云自散。

淡干姜　陈广皮　六神曲　葱白头　熟附块　姜半夏　大砂仁　猪胆汁　炙甘草　制小朴　川桂枝

疟 疾 门

马左　夏伤于暑，以荣为舍；秋冒风凉，与卫并居。凉者阴邪也，阴欲入而阳拒之，阴并于阳，则阳虚而阴盛，阴盛则寒；暑者阳邪也，阳欲出而阴格之，阳并于阴，则阴虚而阳盛，阳盛则热。是以先寒栗鼓颔，而后壮热头痛，依时而作，汗出而解，日日如是，已有两旬之久。胸闷不思饮食，舌苔腻布，脉象弦滑，弦为少阳之脉，滑为痰湿之征。邪伏少阳，痰湿阻于募原，无疑义矣。今拟清脾饮加减，和解枢机，蠲化痰湿。

软柴胡一钱　仙半夏二钱　酒黄芩一钱　制小朴八分　煨草

果八分　细青皮一钱　生甘草四分　六神曲三钱　鲜佩兰二钱
生姜一片

钱左　寒热日作，已有匝月，胸脘不舒，纳少神疲。脉象弦滑无力，舌苔薄白。此正虚邪伏募原，少阳枢机为病。今拟小柴胡汤加味，扶正达邪，和胃化痰。

潞党参钱半　软柴胡一钱　姜半夏二钱　生甘草四分　广皮一钱　炒枳壳一钱　煨草果八分　川象贝各二钱　炒谷麦芽各三钱
佩兰钱半　生姜两片　红枣四枚

陆左　间日疟先战寒而后壮热，热盛之时，烦躁胸闷谵语，自午后至夜半，得汗而解，已发七八次，纳少神疲。脉弦滑而数，苔薄腻而黄。伏邪痰湿互阻阳明为病，荣卫循序失司。拟桂枝白虎汤加味，疏解肌邪，而清阳明。

川桂枝八分　陈皮一钱　熟石膏四钱，打　生甘草一钱　炒谷芽四钱　仙半夏三钱　川象贝各二钱　煨草果八分　肥知母钱半
佩兰钱半　生姜二片　红枣四枚　甘露消毒丹四钱，荷叶包煎

二诊　服桂枝白虎汤三剂，间日寒热已减大半，发时谵语亦止。惟胸闷纳少，神疲乏力，脉弦滑不静，苔薄腻，夜不安寐。伏邪痰湿未楚，胃不和则卧不安也。前法既效，率由旧章。

川桂枝六分　仙半夏三钱　熟石膏二钱，打　生甘草四分
陈皮一钱　茯神三钱，朱砂①拌　川象贝各二钱　北秫米包，三钱
炙远志一钱　佩兰钱半　生姜二片　红枣四枚

---

①　砂：原作"炒"，据文义改。

姜童　间日疟已延月余，加之大腹时满，纳少便溏。舌苔薄腻，脉象沉弦。乃久疟伤脾，脾阳不运，浊湿凝聚募原，三焦输化无权，书所谓诸湿肿满，属皆于脾，又曰浊气在上，则生膜胀是也。表病传里，势非轻浅。亟与温运太阴，以化湿浊，和解枢机，而达经邪。

熟附片一钱　淡干姜五分　生白术钱半　连皮苓四钱　泽泻钱半　软柴胡八分　仙半夏二钱　生甘草四分　制川朴一钱　腹皮二钱　六神曲三钱　炒麦芽苡仁各三钱

复诊　温运太阴，和解枢机，连服三剂，腹胀满渐见轻减，寒热又作，是陷入太阴之邪，仍欲还出阳经之佳象。胸闷纳少，腑行不实，小溲短少，脉转弦滑。痰湿留恋中焦，脾胃运化失职。前法颇合，再进一筹。

熟附片一钱　炮干姜六分　生白术二钱　赤猪苓各三钱　泽泻钱半　软柴胡一钱　仙半夏二钱　粉葛根一钱　生甘草五分　小朴八分　大腹皮二钱　六神曲三钱　干荷叶一角

杨右　三日疟已延半载，发时战寒壮热，历十小时始衰，纳谷渐少，面色痿黄。脉象沉弦无力，苔薄腻。此正气已虚，邪伏三阴，荣卫循序失司，缠绵之症。姑拟扶正达邪，用阳和阴。

炒潞党钱半　柴胡八分　生甘草六分　仙半夏二钱　川桂枝六分　熟附片一钱　炙鳖甲四钱　青蒿梗钱半　鹿角霜三钱　茯苓三钱　陈皮一钱　焦谷芽四钱　生姜两片　红枣四枚

二诊　前方服六剂，寒热即止，接服六君子汤，加草果、姜、枣。

俞左　伏邪久蕴，消耗阴液，临晚身热，至夜半而减，已延数月，咳呛咯痰不爽，纳少形肉消瘦。苔薄黄，脉弦滑而数。少阴之阴已伤，阳明之邪不解。书云：但热不寒，名曰瘅疟。久不愈，即为痨疟也。

潞党参钱半　生甘草六分　青蒿梗钱半　炙鳖甲三钱　川贝母三钱　熟石膏三钱，打　仙半夏钱半　银柴胡一钱　冬瓜子三钱　朱茯神三钱　嫩白薇钱半　大荸荠五枚　焦谷芽四钱

屠右　但寒不热，名曰牝疟。间日而作，已有月余，汗多淋漓，纳谷减少。脉沉细而弦，舌中剥边薄白而腻。是阳虚失于外护，不能托邪外出，痰湿困于中宫，脾胃运化失职，高年患此，勿轻视之。亟拟助阳达邪，和中化湿。

潞党参三钱　熟附块二钱　川桂枝一钱　软柴胡一钱　陈广皮一钱　姜半夏三钱　云茯苓三钱　鹿角霜三钱　煨草果八分　清炙草五分　生姜二片　红枣四枚

二诊　寒减，胸闷气逆，去参，加旋覆花钱半、包，炙白苏子二钱。

三诊　牝疟寒热已减，汗多淋漓，纳少胸闷。脉沉细而弦，舌中剥边薄腻。阳虚气弱，不能托邪外出，痰湿逗留募原，皮毛开而经隧闭也。仍宜助阳达邪，和中化湿。

潞党参三钱　熟附片二钱　川桂枝一钱　白芍钱半　清炙草五分　软柴胡八分　仙半夏三钱　煨草果一钱　常山一钱　鹿角霜三钱　生姜两片　红枣四枚

伏邪痰湿，逗留募原，荣卫失其常度，邪与荣争则热，与卫争则寒，寒热日作，胸闷泛恶。舌苔薄腻，脉象弦滑。此邪在少阳，湿在阳明，少阳为半表半里之经，寒热往来，

职是故也。今宜和解宣化，淡渗湿热，俾得邪从外达，湿从下趋，则荣卫调和，寒热自解矣。

前柴胡各钱半　茯苓皮四钱　块滑石三钱　仙半夏二钱　鲜竹茹钱半　通草八分　酒炒黄芩钱半　白蔻壳八分　鲜藿香钱半　生姜二片　象贝母三钱

疟疾间日而作，寒轻热重。胸闷纳少，小溲黄浊。舌苔薄腻微黄，脉象弦滑而数。经云：夏伤于暑，秋为痎疟。伏暑郁于阳明。痰湿逗留募原，故有此证。今拟桂枝白虎汤加味，以桂枝领邪外出，以白虎直清阳明也。

川桂枝四分　赤茯苓三钱　炒谷麦芽各三钱　生石膏四钱，打　江枳壳一钱　通草八分　仙半夏二钱　苦桔梗一钱　福泽泻二钱　酒炒黄芩钱半　生姜三片　炙甘草五分　甘露消毒丹三钱，包煎

三阴大疟，业经数月，形瘦神疲。舌苔薄腻，脉象濡软。久疟脾阳胃阴两伤。伏邪不达，荣卫不和。宜以扶正达邪，调和荣卫。

潞党参三钱　陈广皮一钱　炙甘草五分　云茯苓三钱　仙半夏二钱　陈佩兰钱半　生白术二钱　银柴胡一钱　鹿角霜三钱　红枣二枚　生姜二片　生熟谷芽各三钱

泄泻门

章左　感受时气之邪，袭于表分，湿滞互阻肠胃，清浊混淆，以致寒热无汗，遍体痠疼，胸闷泛恶，腹鸣泄泻，日十余次，小溲不利。舌腻脉浮。表里两病，勿轻视之。仿喻氏逆流挽舟之意，拟仓廪汤加减，疏解表邪，而化湿滞。

荆芥钱半　防风一钱　羌独活各一钱　桔梗一钱　炒枳壳一钱
赤苓三钱　仙半夏二钱　六神曲三钱　焦楂炭三钱　干荷叶一角
陈仓米四钱　薄荷八分

邬左　受寒挟湿停滞，脾胃两病，清不升而浊不降，胸闷泛恶，腹痛泄泻，苔腻脉迟。拟正气饮加减，芳香化浊，分利阴阳。

藿苏梗各钱半　陈皮一钱　仙半夏二钱　制川朴一钱　赤苓四钱　大腹皮二钱　白蔻壳八分　大砂仁八分　六神曲三钱　焦楂炭二钱　生姜两片　干荷叶一角　另纯阳正气丸五分，吞服

宋右　暑湿挟滞交阻肠胃为病。腹痛泄泻黄水，日十余次，胸闷不能纳谷，小溲短赤，口干欲饮。舌质红、苔黄，脉濡数。治宜和中分利，利小便正所以实大便也。

煨葛根二钱　赤猪苓各三钱　生白术钱半　炒扁豆衣三钱　陈皮一钱　大腹皮三钱　六神曲三钱　炒车前子三钱　春砂壳八分　六一散三钱，包　香连丸吞服，一钱　干荷叶一角　银花炭三钱

郭童　胃阴脾阳两伤，湿滞内阻，腹鸣泄泻，已经及旬。胸闷不思纳谷，口干，舌光红，脉濡数。延久恐有口糜之虑。

川石斛三钱　生白术三钱　云茯苓三钱　炒淮药三钱　炒扁豆衣三钱　清炙草五分　煨葛根一钱　六神曲三钱　陈皮一钱　炒苡仁四钱　炒谷芽四钱　戊己丸吞服，一钱　干荷叶一角

王孩　泄泻旬日，腹鸣且胀。舌薄黄根白腻，指纹青，

已至气关，面色痿黄。此太阴为病，健运无权，清气不升，浊气凝聚，恐有慢惊之变。姑仿理中汤加味。

生白术二钱　炮姜炭四分　熟附片六分　清炙草五分　云茯苓二钱　陈皮一钱　煨木香五分　焦楂炭钱半　炒荷蒂三枚　炒淮药三钱　灶心黄土四钱，煎汤代水

朱右　形瘦色苍，木火体质，血亏不能养肝，肝气横逆，犯胃则呕，克脾则泻，泻久阴伤，津无上潮，口干舌光，经闭四月，脉象弦细，延即成损。拟敛肝柔肝，扶土和中。

炙乌梅四分　陈木瓜五钱　大白芍钱半　云茯苓三钱　生白术三钱　炒淮药三钱　陈皮一钱　紫丹参二钱　炒诃子皮五钱　炒御米壳五钱　灶心黄土四钱　焦谷芽四钱

陈米汤煎药

十剂后，呕泻均止，加炒潞党二钱。

蒋右　腹疼泄泻，便血色紫，五更尤甚，纳少形瘦。病自客冬而起，至春益剧。脉象沉细，舌光。口不渴。良由命火衰微，脾脏受寒，不能统血，血渗大肠。清气在下，则生飧泄，且脘中梗痛时作。土虚木乘，一交湿令，肿胀可虑。急宜温肾运脾，而泄厥气。

炒潞党参三钱　熟附子钱半　炮姜炭八分　清炙草五分　生白术三钱　炒淮药三钱　炒赤白芍各钱半　肉桂心研末为丸，吞服，三分　山楂肉三钱　煨木香五分　大砂仁研，八分　灶心黄土五钱　焦谷芽五钱

裴左　五更泄泻，延经数月，泻后粪门坠胀，纳谷衰

少，形瘦色痿。舌无苔，脉濡细。命火式微，不能生土，脾乏健运，清气下陷。拟补中益气，合四神加减，益气扶土，而助少火。

炒潞党三钱　清炙黄芪三钱　土炒於术二钱　清炙甘草五分　陈皮一钱　炒补骨脂钱半　煨益智钱半　淡吴萸五分　煨肉果一钱　炮姜炭八分　桂附地黄丸三钱，吞服

匡孩　泄泻黄水，已延旬余，口舌糜腐，妨于吮乳。指纹色紫，已到气关，此脾土已虚，湿热内蕴，热蒸于上，湿注于下，湿多成五泄也。生甫数月，小舟重载，勿轻视之。

生白术钱半　炒淮药二钱　赤茯苓三钱　炒扁豆衣三钱　薄荷叶六分　川雅连四分　生甘草四分　焦楂炭二钱　车前子钱半　干荷叶一角　陈仓米一合，煎水煎药

邝孩　泄泻色青如蓝，日七八次，腹鸣作痛，纳少溲赤。舌苔黄白相兼。此风邪从脐而入肠胃，挟滞交阻，中土不运，清浊不分也。

炒黑防风一钱　炒黑荆芥一钱　生白术二钱　赤茯苓三钱　炒扁豆衣三钱　煨木香八分　陈广皮一钱　焦楂炭三钱　鸡金炭二钱　陈莱菔英三钱　戊己丸一钱，包

暑湿滞内阻，脾胃运化失其常度。水走肠间，清浊混淆，泄泻黄水，肠鸣漉漉。食少泛恶。口干欲饮。舌腻黄，脉濡。此无形之暑邪，与有形之湿滞，郁于肠胃。经所谓湿多成五泄是也。当宜芳香化浊，分利阴阳。

藿香梗钱半　赤茯苓三钱　炒苡仁三钱　香连丸一钱，包　陈广皮一钱　大腹皮二钱　炒车前子三钱　鲜佩兰钱半　仙半夏

二钱　银花炭三钱　炒谷麦芽各二钱　炒竹茹二钱　莱菔英三钱
荷叶一角

　　泄泻黄水，为日已久，肾主二便，始因湿胜而濡泻，继因濡泻而伤阴。浊阴上干则面浮，清阳下陷则足肿。脾湿入于带脉，带无约束之权，以致带下频频。脾津不能上蒸，则内热口干。浮阳易于上升，则头眩眼花。腰为肾之府，肾虚则腰痠。脉象弦细，脾失健运之功，胃无坤顺之德。荣血虚则肝燥，脾湿陷则肾寒。拟参苓白术散加味，养胃扶土而助命火，譬之釜底添薪，则釜中之水，自能化气上行，四旁受其滋溉，则少火充足，胃纳渐加，即真阴自生，而湿自化，虚热乃不治自平矣。

　　炒潞党　淮山药　焦白芍　煅牡蛎　连皮苓　生甘草
厚杜仲　红枣　炒於术　熟附子　煅龙骨

　　脾土薄弱，湿滞易停，泄泻青水。乃风邪淫肝，肝木乘脾，脾胃运化失常，纳少神疲。脉濡软。宜以扶土和中，祛风胜湿。

　　生白术　云茯苓　范志曲　炙甘草　焦白芍　扁豆衣
炒谷芽　黑防风　陈广皮　干荷叶

　　脾土薄弱，湿滞易停。泄泻无度。脉沉细，苔淡白。中土已虚，风木来乘，健运无权，清不升，浊不降，所谓湿多成五泄也。当宜扶土和中，化湿升清。

　　炒潞党　陈广皮　范志曲　炒谷麦芽　云茯苓　炙黄芪
生白术　黑防风　炙甘草　煨木香　川升麻　荷叶

　　泄泻伤脾，脾阳式微，清气下陷，脾主四肢，阳不运行于四肢，卫气乃不能卫外为固。虚阳逼津液而外泄，大有亡阳之虑。拟附子理中合二加龙骨牡蛎主治。

熟附块　炮姜炭　川桂枝　浮小麦　吉林参　云茯苓大白芍　炒於术　炙黄芪　煅龙骨　炙甘草　炙升麻　煅牡蛎

呕吐伤胃，泄泻伤脾，脾胃两败，健运失常，木乘土位，清不升而浊不降。宜抑木扶土，佐入益火之品。

熟附块　云茯苓　黑防风　生姜　焦於术　姜半夏　大砂仁　范志曲　炒白芍　广陈皮　煨木香

痢 疾 门

滕左　暑湿挟滞，郁于曲肠，煅炼成积，气机流行窒塞，腹痛痢下，日夜数十次，赤白相杂，里急后重，纳少。舌苔腻布，脉象沉紧。先宜通因通用。

炒黑荆芥一钱　银花炭三钱　炒赤芍五钱　全当归二钱　苦桔梗一钱　青陈皮各一钱　全瓜蒌三钱，切　六神曲三钱　焦楂炭三钱　炒条芩八分　大砂仁研，八分　煨姜两片　陈红茶一钱　枳实导滞丸三钱，吞服

罗左　寒暑湿滞，互阻肠胃，腹痛下痢，次数甚多，胸闷泛恶，不能饮食，苔腻脉迟，宜温下法。

熟附块钱半　制川军三钱　枳实炭钱半　姜半夏三钱　藿香梗钱半　玉枢丹先开水冲，四分　青陈皮各一钱　白蔻仁研，八分大砂仁研，八分　制川朴一钱　焦楂炭三钱　生姜三片

王妪　寒热呕恶，饮食不进，腹痛痢下，日夜五六十

次，赤白相杂，里急后重。舌苔腻布，脉象浮紧而数。感受时气之邪，袭于表分，湿热挟滞，互阻肠胃，噤口痢之重症。先宜解表导滞。

荆芥穗钱半　青防风—钱　淡豆豉三钱　薄荷叶八分　藿苏梗各钱半　仙半夏二钱　枳实炭钱半　苦桔梗—钱　炒赤芍钱半　六神曲三钱　焦楂炭三钱　生姜两片　陈红茶—钱

另：玉枢丹四分，开水先冲服。

二诊　得汗，寒热较轻，而痢下如故，腹痛加剧，胸闷泛恶，饮食不进。苔腻不化，脉象紧数。表邪虽则渐解，而湿热挟滞，胶阻曲肠，浊气上干，阳明通降失司，恙势尚在重途。书云：无积不成痢。再宜疏邪导滞，辛开苦降。

炒豆豉三钱　薄荷叶八分　吴萸三分，川雅连五分，拌炒　枳实炭—钱　仙半夏二钱　炒赤芍钱半　酒炒黄芩—钱　肉桂心三分　生姜两片　青陈皮各—钱　六神曲三钱　焦楂炭三钱　大砂仁八分　木香槟榔丸三钱，包煎

三诊　寒热已退，呕恶亦减，佳兆也。而腹痛痢下，依然如故，胸闷不思纳谷。苔腻稍化，脉转弦滑。湿热滞尚留曲肠，气机窒塞不通。仍宜寒热并用，通行积滞，勿得因年老而姑息养奸也。

仙半夏二钱　川连四分　酒炒黄芩钱半　炒赤芍二钱　肉桂心三分　枳实炭—钱　金铃子二钱　延胡索—钱　六神曲三钱　焦楂炭三钱　大砂仁八分，研　全瓜蒌三钱，切　生姜—片　木香槟榔丸四钱，包煎

四诊　痢下甚畅，次数已减，腹痛亦稀，惟脘闷不思纳谷。苔厚腻渐化，脉象濡数。正气虽虚，湿热滞尚未清澈，脾胃运化无权。今制小其剂，和中化浊，亦去疾务尽之意。

酒炒黄芩钱半　炒赤芍钱半　全当归钱半　金铃子二钱　延胡索一钱　陈皮一钱　春砂壳八分　六神曲三钱　炒谷麦芽各三钱　全瓜蒌切，四钱　银花炭三钱　荠菜花炭三钱　香连丸一钱，吞服

靳左　痢下纯红，里急后重，腹痛纳少。苔黄，脉濡数。此湿热入营，血渗大肠，肠中滞浊互阻，锻炼而为红积也。宜清热导滞，调气行血，气调则后重自除，血行则便脓自愈。

白头翁三钱　北秦皮二钱　炒黄芩钱半　全当归钱半　酒川连五分　炒赤白芍各钱半　桃仁泥钱半，包　杜红花八分　焦楂炭三钱　全瓜蒌切，四钱　春砂壳八分　细青皮一钱

祁右　痢下匝月，次数虽少，谷食不进，里热口干，加之呃逆口糜。脉小数，舌质红，苔糜腐。痢久伤阴，木火冲胃，湿热败浊，稽留曲肠，肠膜已腐矣，危状叠见，恐难挽回。勉拟参连开噤意，聊尽人工。

西洋参钱半　川雅连五分　炒黄芩一钱　生白芍钱半　甘草五分　陈皮一钱　炒竹茹钱半　清炙枇杷叶三钱　柿蒂十枚　石莲三钱　焦麦芽钱半　荠菜花炭三钱　滋肾通关丸钱半，包煎

宣童　发热六天，临晚尤甚，热度至百零四之盛，下痢日夜七八十次之多，速至圊而不能便，腹痛堕胀难忍，谷食不进，幸无呕吐，而口干欲饮。苔腻黄，脉滑数。时疫伏温，蕴蒸阳明，欲达而不能达，湿滞败浊，互阻曲肠，欲下而不能下。手足阳明为病，病情猛烈①，急议表里双解，通

---

① 烈：原作"裂"，据文义改。

因通用，冀望热轻痢减，始有转机之幸。

粉葛根二钱　薄荷叶八分　金银花八钱　连翘壳四钱　酒炒黄芩钱半　炒赤芍钱半　青陈皮各一钱　全瓜蒌切，四钱　春砂壳八分　苦桔梗一钱　六神曲三钱　焦楂炭三钱　枳实导滞丸三钱，包煎

二诊　连投解肌通腑之剂，得汗甚多，发热较轻，白疹隐隐，布于胸膺之间，伏温之邪，有外达之机，痢下次数虽则不少，而腹痛已减，后重亦松，纳谷无味，口干欲饮。苔黄，脉滑数不静。湿热败浊，尚在曲肠之间，未得下行也。原法增减，努力前进。

原方去薄荷叶，加清水豆卷四钱。

三诊　发热渐退，痢下亦稀，腹痛后重，已减其半。谷食无味，口干不多饮，神疲色痿。苔薄黄，脉濡滑而数。阴液暗伤，湿热滞尚未清彻，肠胃气机不和。今拟理脾和胃，清化湿浊，更宜薄滋味，节饮食，恐有食复之弊，虽见虚象，不可骤补。

炒银花五钱　炒赤芍钱半　酒炒黄芩一钱　全当归钱半　陈皮一钱　春砂壳八分　苦桔梗一钱　焦楂炭三钱　焦谷麦芽各三钱　全瓜蒌三钱，切　荠菜花炭三钱　香连丸一钱二分，包

洪左　血痢及旬，日夜十余次，腹疼里急，身热晚甚，口干欲饮，舌前半糙绛，中后腻黄，脉象弦数。此乃阴液素亏，津乏上承，伏温在荣，血渗大肠，肠中湿浊稽留，气机痹塞不通。症非轻浅，姑拟生津达邪、清荣化浊。

鲜石斛三钱　淡豆豉三钱　金银花五钱　连翘壳三钱　白头翁三钱　北秦皮二钱　酒炒黄芩钱半　炒赤芍钱半　焦楂炭三钱

全瓜蒌四钱，切　枳实炭一钱　苦桔梗一钱　活芦根一尺，去节

二诊　昨投药后，诸恙不减，而反烦躁不寐。舌红绛，苔糙黑无津，脉弦数。伏温化热，由阳明而传于厥少二阴。厥阴为藏血之经，内寄相火，厥阴有热，则血溢沸腾而下迫大肠，则为血痢。少阴为水火之脏，水亏火无所济，津液愈伤，神被热扰，则烦躁而不寐也。身热晚甚者，阳明旺于申酉，阳明之温热炽盛也，温已化热伤阴，少火悉成壮火，大有吸尽西江之势。急拟黄连阿胶汤滋少阴之阴，白头翁汤清厥阴之热，银翘花粉解阳明之温。复方图治，犹兵家之总攻击也。勇往前进，以翼弋获。

阿胶珠二钱　川雅连四分　生甘草五分　白头翁三钱　鲜石斛四钱　生赤白芍各钱半　连翘壳三钱　酒炒黄芩一钱　北秦皮二钱　金银花四钱　粉葛根钱半　天花粉三钱　活芦根一尺，去节生山楂三钱

三诊　服药后，已得安神，水火有既济之能，且有微汗，伏温有外解之势，血痢次数亦减，药已中肯，有转危为安之兆。惟阴液大伤，清津无以上供，齿垢唇燥，舌仍焦糙，口渴不欲饮。热在营分，蒸腾营气上升，故口渴而不欲饮也。脉弦数不静，守原法而出入一二，冀望津液来复，邪热退却，由里及表，由营返气，始能入于坦途耳。

原方去葛根，加粉丹皮钱半、鲜生地四钱。

四诊　血痢大减，临晚身热亦去其半，舌黑糙已退，转为光红，唇燥口干，不思纳谷。脉濡数，阴液伤而难复，邪热退而未净也。仍拟生津清荣，以和胃气。

鲜石斛三钱　天花粉三钱　生甘草五分　阿胶珠二钱　川雅连三分　白头翁三钱　酒炒黄芩一钱　赤白芍各钱半　嫩白薇钱半

炒银花四钱　广橘白一钱　生熟谷芽各三钱　活芦根一尺，去节

五诊　血痢止，潮热亦退，唇燥齿干，睡醒后口舌无津，谷食衰少，神疲萎顿。脉濡数不静。阴液未复，津无上承，脾胃输化之权，生气受戕，人以胃气为本。今拟甘寒生津，养胃清热，以善其后。

西洋参钱半　鲜石斛三钱　生甘草五分　大麦冬二钱　炒银花三钱　嫩白薇钱半　广橘白一钱　生谷芽四钱　抱茯神三钱生扁豆衣三钱　淮山药三钱　活芦根一尺，去节

陶左　夏秋痢下，至冬不止，赤白夹杂，日夜二十余次，腹痛后重，纳谷衰少，面色痿黄。舌苔白腻，脉象沉细而迟。此脾脏受寒，不能统血，血渗大肠，肠中湿浊，胶阻不化，延久有胀满之虑。急拟温运太阴，而化湿浊，勿因久痢骤进兜涩也。更宜节饮食，薄滋味，亦是助药力之一端。

炒潞党参一钱　熟附块钱半　炮姜炭八分　清炙草六分　生白术二钱　全当归二钱　炒赤白芍各钱半　软柴胡七分　川桂枝八分　焦楂炭三钱　大砂仁研，一钱　炒焦赤砂糖三钱

二诊　投温运太阴，而化湿浊之剂，已服三帖，下痢赤白，已减其半，纳谷衰少，神疲痿顿。脉象沉细。寒浊虽则渐化，脾胃输运无权。既已获效，更进一筹。

原方去柴胡、桂枝，加炒麦谷芽各四钱、灶心黄土四钱。

吕右　经闭一载，荣血早亏。今下痢赤白，已延三月，腹痛后重，纳谷衰少，形瘦骨立。舌光无苔，脉象濡细。据述未病喜食水果，既病又不节食，脾土大伤，中焦变化之

血，渗入大肠，肠中湿浊互阻，积而为痢也。今拟温运脾胃，以和胃气，寒热并调，去其错杂。

炒潞党参钱半　熟附块—钱　炮姜炭六分　生白术三钱　清炙草六分　全当归二钱　炒赤白芍各钱半　肉桂心三分,饭丸吞服焦楂炭三钱　大砂仁研,八分　阿胶珠—钱　戊己丸二钱,包煎炒焦赤砂糖三钱

二诊　经治以来，血痢虽则轻减，而余恙如旧。舌边碎痛，恐起口糜之见端。谷食衰少，胃气索然。欲温中则阴分愈伤，欲滋养则脾胃益困，顾此失彼，棘手之症，难许完璧。专扶中土，以冀土厚火敛之意。

炒潞党三钱　生於术二钱　清炙草五分　炒淮药三钱　炮姜炭六分　全当归钱半　赤白芍炒,各钱半　御米壳炒,三钱　炒谷芽四钱　驻车丸三钱,包煎

吴左　年五十，阴气自半。肠中干燥，喜用西法灌肠，而转为下痢，色青如蓝，肛门时时堕胀，历五六日，片刻不能安适，谷食减少。舌中剥，边薄腻，脉虚弦。良由灌肠之时，风邪从肛门而入。风气通于肝，青为肝之色，风淫于肝，肝木乘脾，脾失健运之常，谷食入胃，不能生化精微，而变为败浊。风气从中鼓荡，驱败浊下注大肠，而为下痢色青如蓝也。肛门坠胀者，中虚清气不升，经所谓中气不足，溲便为之变也。宜补中益气，去风化浊之治；

清炙黄芪三钱　炒防风—钱　清炙草六分　银柴胡—钱　蜜炙升麻五分　炒潞党钱半　全当归二钱　炒白芍钱半　苦桔梗—钱　陈皮—钱　炒焦赤砂糖三钱　山楂肉三钱　炒谷麦芽各三钱

此方一剂知，三剂已，接服归芍六君汤。

脾有寒，肠有湿热，痢下赤白，腹痛绵绵。舌薄黄，脉沉细。土虚木来侮之，气机窒塞不通，不通则痛。徒用攻剂，恐有流弊，今宜温运脾阳，苦化湿热。

银柴胡八分　清炙草五分　广陈皮一钱　酒炒黄芩钱半　金铃子二钱　炒白芍二钱　春砂壳八分　六神曲三钱　肉桂心三分　全当归二钱　苦桔梗一钱　焦楂炭三钱　荠菜花炭三钱　香连丸七分，包

脾寒肠湿，血痢色紫，腹无痛苦，久而不止，纳少神疲。脉象沉细，苔薄黄。拟黄土汤加味，温运中阳，而清湿热，以冀火土相生，阳气得以上升，阴血不致下走矣。

炮姜炭三分　生地炭三钱　酒炒黄芩一钱　白归身二钱　生於术二钱　阿胶珠三钱　炒赤芍二钱　肉桂心三分　清炙草五分　地榆炭三钱　灶心黄土一两，煎汤代水

脉象濡迟，苔薄腻。痢下红色不一，腹痛隐隐。此脾寒肠热之证，湿滞胶粘成积，气机窒塞不通，谚所谓无积不成痢也。当宜温运太阴，而化湿浊。

肉桂心　酒炒黄芩　六神曲　全当归　炮姜炭　炒赤白芍　焦楂炭　炙甘草　红枣　煨姜　春砂壳

下痢半月不止，饮食衰少。口燥舌绛，糜点渐起，脉象细数。阴伤而中气亦败，湿热蒸腾于上，积滞胶结于下。万物以土为本，今土败津伤。湿滞留恋，症势沉重。若见呃逆，不可为矣。勉拟清养气阴，苦降湿热，以望转机。

西洋参　酒炒黄芩　银花炭　川雅连　金石斛　扁豆花　荠菜花炭　生甘草　炒赤芍　焦谷芽　清炙枇杷叶

脾阳胃阴两伤，湿热滞郁于大肠。痢经半月，反发热，口干，饮食不进，泛恶频频。舌质红，苔薄黄，脉细滑而

数。方书云：无积不成痢。盖痢由湿滞煅炼而成，湿浊不从下达，伏邪蕴蒸，脏液已伤，下利发热，在《金匮》本属不治。姑宜存阴清解，而化湿滞。

　　金石斛　川雅连　石菖蒲　炒赤芍　酒炒黄芩　银花炭焦楂炭　嫩白薇　仙半夏　扁豆花　焦谷芽　广橘白　荠菜花炭

　　湿热滞郁于肠胃，气机流行窒塞。腹痛痢下鲜血，里急后重，纳谷减少。苔黄脉数。症势沉重，拟白头翁汤加味，苦寒清热，和中涤肠。

　　白头翁　北秦皮　全当归　银花炭　酒炒黄芩　川黄柏炒青陈皮　炒黑荆芥　炒赤芍　地榆炭　春砂壳　荠菜花炭枳实导滞丸

卷 五

孟河丁泽周甘仁著　长孙济万编辑

及门诸子程门雪、朱振声、陶可篯、钱乃振、刘佐彤、宋大仁同参

咳 嗽 门

邓左　形寒饮冷则伤肺。畏寒咳嗽，头胀骨楚，纳少泛恶。脉浮滑，苔白腻。辛温散邪治之。

净麻黄五分　光杏仁三钱　象贝母三钱　前胡钱半　仙半夏二钱　橘红八分　茯苓三钱　炒枳壳一钱　苦桔梗一钱　紫菀钱半

石右　邪风犯肺，痰湿侵脾，恶寒咳嗽，头痛且胀，胸闷泛恶。苔腻脉浮滑。宜辛散肺邪，而化痰湿。

紫苏叶一钱　光杏仁三钱　象贝母三钱　嫩前胡钱半　仙半夏二钱　枳实炭一钱　水炙远志一钱　薄橘红八分　苦桔梗一钱　荆芥穗一钱　莱菔子三钱　姜竹茹一钱

林左　劳力伤阳，卫失外护，风邪乘隙入于肺俞，恶风多汗，咳嗽痰多，遍体痠楚，纳少神疲。脉浮缓而滑，舌苔薄白。经所谓劳风发于肺下者是也。恙延匝月，病根已深。姑拟玉屏风合桂枝汤加减。

蜜炙黄芪三钱　蜜炙防风一钱　生白术钱半　清炙草五分

川桂枝五分　大白芍钱半　光杏仁三钱　象贝母三钱　薄橘红八分　炙紫菀一钱　蜜姜两片　红枣四枚

　　颜右　体丰之质，多湿多痰。风寒包热，干于肺系，咳嗽失音，咽痛蒂坠，气逆胸闷，泛恶纳少。苔腻。脉本六阴，按之沉细而滑。肺气窒塞，金实不鸣。拟麻杏石甘汤加味。

　　净麻黄四分　光杏仁三钱　熟石膏二钱，打　嫩射干八分　薄荷叶八分　苦甘草八分　苦桔梗一钱　轻马勃八分　枳实炭一钱　仙半夏二钱　炒竹茹钱半　象贝母三钱　胖大海三个

　　复诊　服药三帖，音声渐开，咽痛亦减。咳呛咯痰不爽，纳少泛恶。苔腻稍化，脉沉细而滑。今制小其剂。从证不从脉也。

　　净蝉衣八分　嫩射干八分　薄荷叶八分　熟牛蒡二钱　苦甘草八分　桔梗一钱　仙半夏钱半　马勃八分　马兜铃一钱　光杏仁三钱　象贝母三钱　枳实一钱　竹茹钱半，同拌炒　胖大海三个

　　凤右　年届花甲，荣阴早亏。风温燥邪，上袭于肺，咳呛咯痰不利，咽痛干燥，畏风头胀。舌质红，苔粉白而腻，脉浮滑而数。辛以散之，凉以清之，甘以润之，清澈上焦，勿令邪结增剧乃吉。

　　炒荆芥一钱　薄荷八分　蝉衣八分　熟大力子二钱　生甘草八分　桔梗一钱　马勃八分　光杏仁三钱　象贝母三钱　兜铃一钱　冬瓜子三钱　芦根一尺，去节

　　复诊　前进辛散凉润之剂，恶风头胀渐去，而咳呛不止，咽痛口渴。苔粉腻已化，转为红绛，脉浮滑而数。此风

燥化热生痰，交阻肺络，阴液暗伤，津少上承。今拟甘凉生津，清燥润肺。

天花粉三钱　生甘草五分　净蝉衣八分　冬桑叶三钱　光杏仁三钱　象贝母三钱　轻马勃八分　瓜蒌皮二钱　炙兜铃一钱　冬瓜子三钱　芦根一尺，去节　生梨五片

冯右　咳呛两月，音声不扬，咽喉燥痒，内热头眩。脉濡滑而数，舌质红，苔薄黄。初起风燥袭肺，继则燥热伤阴，肺金不能输化，津液被火炼而为稠痰也。谚云：伤风不已则成痨，不可不虑。姑拟补肺阿胶汤加减，养肺祛风，清燥化痰。

蛤粉炒阿胶二钱　蜜炙兜铃一钱　熟大力子二钱　甜光杏三钱　川象贝各二钱　瓜蒌皮三钱　霜桑叶三钱　冬瓜子三钱　生甘草五分　胖大海三枚　活芦根一尺，去节　北秫米三钱，包　枇杷叶露半斤，代水煎药

二诊　咳呛减，音渐扬，去大力子。

三诊　前方去胖大海，加抱茯神三钱，改用干芦根。计十二帖而愈。

程右　肺素有热，风寒外束，腠理闭塞，恶寒发热无汗，咳呛气急，喉痛音哑，妨于咽饮，痰声漉漉，烦躁不安。脉象滑数，舌边红，苔薄腻黄。邪郁化热，热蒸于肺，肺炎叶举，清肃之令不得不行。阅前服之方，降气通腑，病势有增无减，其邪不得外达，而反内逼，痰火愈亢，肺气愈逆，症已入危。急拟麻杏石甘汤加味，开痹达邪，清肺化痰，以冀弋获为幸。

净麻黄五分　生石膏三钱，打　光杏仁三钱　生甘草五分 薄荷叶八分　轻马勃八分　象贝母三钱　连翘壳三钱　淡豆豉三 钱　黑山栀二钱　马兜铃一钱　冬瓜子三钱　活芦根一尺　淡竹 沥一两，冲服

二诊　服药后得畅汗，寒热已退，气逆痰声亦减，佳兆 也。惟咳呛咯痰不出，音闪咽痛，妨于咽饮。舌质红，苔 黄，脉滑数不静。外束之邪，已从外达，痰火尚炽，肺炎叶 举，清肃之令，仍未下行。肺为娇脏，位居上焦，上焦如 羽，非轻不举。仍拟轻开上痹，清肺化痰，能无意外之虞， 可望出险入夷。

净蝉衣八分　薄荷叶八分　前胡五钱　桑叶皮各二钱　光杏 仁三钱　象贝母三钱　生甘草八分　轻马勃八分　炙兜铃一钱 冬瓜子三钱　胖大海三个　连翘壳三钱　活芦根一尺　淡竹沥一 两，冲服

三诊　音渐开，咽痛减，咳痰难出，入夜口干。加天花 粉三钱，接服四剂而痊。

关右　怀麟七月，手太阴司胎。胎火迫肺，燥邪乘之， 咳呛气逆。口渴苔黄，脉象滑数。虑其咳甚殒胎。

炒黄芩一钱　桑叶皮各二钱　光杏仁三钱　生甘草六分　川 象贝各二钱　瓜蒌皮根各二钱　炙兜铃一钱　冬瓜子三钱　前胡钱 半　活芦根一尺　生梨五片　枇杷叶露半斤，代水煎药

高左　嗜酒生湿，湿郁生热，薰蒸于肺，肺络损伤，咳 呛两月，甚则痰内带红，膺肋牵痛。舌边红，苔薄黄，脉濡 滑而数。清肺淡渗治之。

南沙参三钱　茯苓三钱　生苡仁四钱　冬瓜子四钱　甜光杏二钱　川象贝各二钱　瓜蒌皮二钱　枳椇子三钱　茜草根二钱　鲜竹茹三钱　干芦根一两　枇杷叶二片，去毛，包

朱左　平素嗜茶，茶能生湿，湿郁生痰，逗留肺经。咳呛痰多，甚则气逆，难于平卧，纳谷减少。舌苔薄腻，脉左弦右滑。清肺无益，理脾和胃，而化痰湿。

仙半夏二钱　薄橘红八分　炙远志一钱　光杏仁二钱　象贝母三钱　炙白苏子钱半　炙款冬钱半　旋覆花钱半，包　生苡仁四钱　冬瓜子三钱　鹅管石一钱，煅　陈海蜇皮一两，漂淡，煎汤代水

卫孩　食积之火犯肺，逗咳匝月，嗽甚泛吐，苔薄腻，脉滑。此乳滞生痰，逗留肺胃也。拟涤痰肃肺治之。

仙半夏钱半　薄橘红八分　炒竹茹一钱　光杏仁二钱　象贝母三钱　莱菔子三钱　冬瓜子三钱　霜桑叶二钱　十枣丸五厘，化服　山慈姑片四分

陶童　咳嗽匝月，五更尤甚。苔腻黄，脉滑数。此食滞积热，上迫于肺也。宜清肺化痰，使积滞积热下达，则肺气自清。

桑皮叶各钱半　光杏仁三钱　象贝母三钱　瓜蒌皮二钱　炙兜铃一钱　莱菔子二钱　冬瓜子三钱　炒黄芩一钱　积实导滞丸三钱，包　大荸荠五枚，洗，打

任童　风温身热，咳呛不止，气逆喉有痰声。苔黄脉数。风化热，热生痰，上阻于肺，肺失清肃之令。宜清肺

气，化痰热。

　　桑叶皮各钱半　　光杏仁三钱　　生甘草五分　　川象贝各二钱
瓜蒌皮二钱　　炙兜铃一钱　　冬瓜子三钱　　炒竹茹钱半　　天花粉二
钱　　活芦根一尺，去节　　荸荠汁一两　　枇杷叶露四两，后入

　　梁左　五脏六腑，皆令人咳，不独肺也。六淫外感，七
情内伤，皆能致咳。今操烦过度，五志化火，火刑于肺，肺
失安宁，咳呛咯痰不爽，喉中介介如梗状，咳已两月之久。
内经谓之心咳。苔黄，两寸脉数。心火烁金，无疑义矣。拟
滋少阴之阴，以制炎上之火，火降水升，则肺气自清。

　　京玄参钱半　　大麦冬钱半　　生甘草五钱　　茯神三钱　　炙远志
一钱　　甜光杏三钱　　川象贝各二钱　　瓜蒌皮二钱　　柏子仁三钱，研
肥玉竹三钱　　干芦根一两　　冬瓜子三钱　　梨膏三钱

　　文左　肺若悬钟，撞之则鸣，水亏不能涵木，木扣金
鸣。咳呛已延数月，甚则痰内带红，形色不充。脉象尺弱，
寸关濡数。势虑入于肺痨一门。姑拟壮水柔肝，清养肺气。

　　天麦冬各二钱　　南北沙参各三钱　　茯神二钱　　淮山药二钱
川贝母二钱　　瓜蒌皮二钱　　甜光杏三钱　　潼蒺藜三钱　　熟女贞二
钱　　旱莲草二钱　　茜草根二钱　　冬瓜子三钱　　枇杷叶膏三钱

　　复诊　服三十剂，咳呛减，痰红止。去天麦冬、枇杷叶
膏，加蛤粉炒阿胶二钱、北秫米三钱，又服三十剂，即痊。

　　连左　正在壮年，劳心耗精，肾虚冲气上升，肺虚痰热
留恋，气升咳嗽，已延数月之久。脉象细弱，幸不洪数，亦
未吐血。亟宜清上实下主治，更宜节劳节欲，以善其身，药

饵调治，可望渐痊。

大熟地四钱　蛤粉三钱　抱茯神三钱　淮山药三钱　山萸肉二钱　粉丹皮二钱　左牡蛎四钱　潼蒺藜三钱　熟女贞二钱　川贝二钱　瓜蒌皮二钱　甜光杏三钱　冬瓜子三钱　冬虫夏草钱半

程右　劳伤卫阳不固，风邪易触，肺先受之，咳嗽已延数月。汗多怯冷，形瘦神疲。脉象濡滑，舌淡白无苔。势成肺痨。经谓劳者温之，虚者补之。宜黄芪建中汤加减。

炙黄芪三钱　川桂枝五分　大白芍钱半　清炙草五分　云苓三钱　淮山药三钱　炙远志一钱　法半夏钱半　甜光杏三钱　广橘白一钱　浮小麦四钱　饴糖三钱

阳虚则外寒，阴虚则内热，肺虚则咳嗽，脾虚则便溏，心虚则脉细，五虚俱见，已入损门。损者益之，虚者补之，尤当调养中土为至要。惟冀便结能食，土旺生金，始有转机之幸。

炙黄芪二钱　潞党参三钱　云苓三钱　炒於术钱半　淮山药三钱　清炙草五分　陈广皮一钱　炒川贝二钱　诃子皮二钱，炒　御米壳二钱，炒　北秫米三钱，包

朱右　产后两月，百脉俱虚。虚寒虚热，咳嗽痰多，自汗盗汗。脉象虚细，舌淡苔白。前医叠进养阴润肺，诸恙不减，反致纳少便泄，阴损及阳，肺伤及脾。经谓下损过胃，上损过脾。皆在难治之例。姑拟黄芪建中汤合二加龙骨汤出入，未识能得挽回否。

炙黄芪三钱　清炙草八分　米炒於术三钱　炒淮药三钱　熟附片一钱　煅牡蛎四钱　煅龙骨三钱　御米壳三钱，炒　广橘白钱

半　浮小麦四钱　红枣五枚

蔡右　旧有肝气脘痛，痛止后即咳嗽不已，胁肋牵疼，难于左卧，已延数月矣。舌质红苔黄，脉弦小而数。良由气郁化火，上迫于肺，肺失清肃，肝升太过，颇虑失血。姑拟柔肝清肺，而化痰热。

北沙参三钱　云苓二钱　淮山药三钱　生石决六钱　川贝二钱　瓜蒌皮二钱　甜光杏三钱　海蛤壳三钱　丝瓜络二钱　冬瓜子三钱　北秫米三钱，包　干芦根一两

复诊　服二十剂后，咳呛胁痛大减。去干芦根，加上毛燕三钱。

董左　失血之后，咳呛不已，手足心热，咽干舌燥，脉细数不静。此血去阴伤，木火刑金，津液被火炼而为痰，痰多咯不爽利，颇虑延入肺痨一门。姑拟益肾柔肝，清养肺气。

蛤粉炒阿胶三钱　茯神三钱　淮山药三钱　北沙参三钱　川石斛三钱　生石决六钱　川贝三钱　瓜蒌皮二钱　甜光杏三钱　潼蒺藜三钱　熟女贞三钱　北秫米三钱，包

复诊　十剂后，咳呛内热均减。加冬虫夏草二钱。

屈左　去秋失血，盈盏成盆，继则咳呛不已，至春益甚，动则气短，内热口干，咽痛失音，形瘦骨立，脉象细数。脏阴荣液俱耗，木火犯肺，肺叶已损，金破不鸣，即此症也。损怯已著，难许完璧。勉拟滋养金水而制浮火，佐培中土，苟土能生金，亦不过绵延时日耳。

天麦冬_{各二钱}　南北沙参_{各三钱}　茯神_{三钱}　淮山药_{二钱}　川贝_{二钱}　甜光杏_{三钱}　熟女贞_{二钱}　潼蒺藜_{三钱}　冬虫夏草_{二钱}　北秫米_{三钱}　凤凰衣_{一钱}　玉蝴蝶_{二对}

程右　孀居多年，情怀抑郁，五志化火，上刑肺金，血液暗耗，致咳嗽气逆，子丑更甚，难于平卧。子丑乃肝胆旺时，木火炎威无制。脉象左弦细，右濡数。幸胃纳有味，大便不溏，中土尚有生化之机。经事愆期，理固宜然。亟宜养阴血以清肝火，培中土而生肺金，更宜怡情悦性，不致延成损怯乃吉。

蛤粉炒阿胶_{二钱}　南沙参_{三钱}　茯神_{三钱}　淮山药_{三钱}　霜桑叶_{二钱}　川贝_{三钱}　甜光杏_{三钱}　瓜蒌皮_{二钱}　生石决_{六钱}　冬瓜子_{三钱}　合欢花_{钱半}　北秫米_{二钱，包}

袁右　女子以肝为先天。先天本虚，情怀恺郁，则五志之阳化火，上薰于肺，以致咳呛无痰，固非实火可比。但久郁必气结血涸，经候涩少愆期，颇虑延成干血劳怯。亟当培肝肾之阴以治本，清肺胃气热以理标，腻补之剂，碍其胃气，非法也。

南沙参_{三钱}　抱茯神_{三钱}　淮山药_{三钱}　炙远志_{一钱}　川贝母_{二钱}　瓜蒌皮_{二钱}　海蛤壳_{三钱}　紫丹参_{二钱}　茺蔚子_{三钱}　生石决_{四钱}　合欢花_{钱半}　冬瓜子_{三钱}　甜光杏_{三钱}

竺左　咳嗽延今半载，纳少便溏，形肉渐削，有肺病及脾，上损及中之象，肺痨根萌已著。清肺无益，专培中土。

炒潞党参_{三钱}　云茯苓_{三钱}　米炒於术_{二钱}　清炙草_{五分}

炮姜炭四分　橘白一钱　水炙远志一钱　炒淮药三钱　诃子皮二钱　御米壳二钱　北秫米三钱，包　干荷叶一角

汤左　脉左弦细，右虚数，舌光。夜卧着枕，气冲咳嗽，行走则喘促更甚，此下元根本已拨，肾少摄纳，肝火挟冲气上逆于肺，肺失肃降之令矣。势恐由喘而肿，棘手重病。亟当摄纳下元为主，清上佐之。

大熟地四钱　蛤粉三钱　茯神三钱　淮山药三钱　五味子四分　甘杞子三钱　厚杜仲二钱　左牡蛎四钱　川贝母三钱　甜光杏三钱　补骨脂钱半　核①桃肉两个

倪左　眩晕有年，夜则盗汗，咳嗽气短，行走喘促更甚。脉左弦细，右虚数。此虚阳上冒，肝肾根蒂不固，冲脉震动，则诸脉俱逆。盖由下焦阴不上承，故致咳嗽，究非肝经自病也。阅前方叠进三子养亲等剂，皆泄气伤阴之药，施于阴阳两损之质，非徒无益，而又害之。

大熟地四钱　炙白苏子三钱　茯神三钱　山药三钱　五味子四分　川贝二钱　甜光杏三钱　左牡蛎四钱　冬虫夏草二钱　青铅一两

朱左　新寒引动痰饮，渍之于肺，咳嗽气急又发，形寒怯冷。苔薄腻，脉弦滑。仿《金匮》痰饮之病，宜以温药和之。

川桂枝八分　云苓三钱　生白术五钱　清炙草五分　姜半夏

---

① 核：原作"合"，据文义改。

二钱　橘红一钱　光杏仁三钱　炙远志一钱　炙白苏子五钱　旋覆花五钱，包　莱菔子二钱，炒，研　鹅管石一钱，煅

　　俞右　暴寒外束，痰饮内聚，支塞于肺，肃降失司，气喘咳嗽大发，故日夜不能平卧，形寒怯冷，纳少泛恶。舌白腻，脉浮弦而滑。拟小青龙汤加减，疏解外邪，温化痰饮。

　　蜜炙麻黄四分　川桂枝八分　云苓三钱　姜半夏二钱　五味子四分　淡干姜四分　炙苏子二钱　光杏仁三钱　熟附片一钱　鹅管石一钱，煅　哮吼紫金丹两粒，另吞，连服二天

　　二诊　服小青龙汤两剂，气喘咳嗽，日中大减，夜则依然，纳少泛恶。苔薄腻，脉弦滑。夜为阴盛之时，饮邪窃踞阳位，阻塞气机，肺胃下降之令失司。再以温化饮邪，肃降肺气。

　　川桂枝八分　云苓三钱　姜半夏二钱　橘红一钱　五味子四分　淡干姜四分　水炙远志五钱　光杏仁三钱　炙苏子五钱　旋覆花五钱，包　熟附片一钱　鹅管石一钱，煅

　　三诊　气喘咳嗽，夜亦轻减，泛恶亦止，惟痰饮根株已久，一时难以骤化。脾为生痰之源，肺为贮痰之器。今拟理脾肃肺，温化痰饮。

　　原方去旋覆花、远志二味，加生白术五钱、炒补骨脂五钱。

　　屈左　痰饮咳嗽已有多年，加之遍体浮肿，大腹胀满，气喘不能平卧，腑行溏薄，谷食衰少。舌苔淡白，脉象沉细。此脾肾之阳式微，水饮泛滥横溢，上激于肺则喘，灌溉肌腠则肿，凝聚膜原则胀，阳气不到之处，即是水湿盘踞之

所，阴霾弥漫，真阳埋没。恙势至此地步，已入危险一途。
勉拟振动肾阳，以驱水湿，健运太阴，而化浊气。真武、肾
气、五苓、五皮合黑锡丹，复方图治，冀望离照当空，浊阴
消散，始有转机之幸。

熟附子块二钱　生於术三钱　连皮苓四钱　川桂枝八分　猪
苓二钱　泽泻二钱　陈皮一钱　大腹皮二钱　水炙桑皮二钱　淡
姜皮五分　炒补骨脂五钱　陈葫芦瓢四钱　黑锡丹一钱，吞服　济
生肾气丸三钱，清晨另吞

二诊　前方已服五剂，气喘较平，小溲渐多，肿亦见
消，而大腹胀满，纳谷不香，咳嗽夜盛，脉象沉弦。阳气有
来复之渐，水湿有下行之势，既见效机，率由旧章。

原方去黑锡丹，加冬瓜皮二两，煎汤代水。

三诊　又服五剂，喘已干，遍体浮肿减其大半，腹胀满
亦松，已有转机。惟纳谷不香，神疲肢倦。脉左弦右濡。舌
虽干不欲饮。肾少生生之气，脾胃运输无权，津液不能上
潮，犹釜底无薪，锅盖无汽水也，勿可因舌干而改弦易辙，
致反弃前功。仍守温肾阳以驱水湿，暖脾土而化浊阴。

熟附块五钱　连皮苓四钱　生於术三钱　川桂枝六分　猪苓
二钱　福泽泻五钱　陈皮一钱　大腹皮二钱　水炙桑皮五钱　淡
姜皮五分　炒补骨脂五钱　冬瓜子皮各三钱　陈葫芦瓢四钱　济
生肾气丸三钱，清晨吞服

四诊　喘平肿消，腹胀满亦去六七，而咳嗽时轻时剧，
纳少形瘦，神疲倦怠，口干欲饮。舌转淡红，脉象左虚弦、
右濡滑。脾肾亏而难复，水湿化而未尽也。今拟平补脾肾，
顺气化痰。

炒潞党参五钱　连皮苓四钱　生於术三钱　陈广皮一钱　仙

半夏二钱　炙远志一钱　炙白苏子五钱　旋覆花五钱，包　水炙桑皮五钱　大腹皮二钱　炒补骨脂五钱　冬瓜子皮各三钱　陈葫芦瓢四钱　济生肾气丸三钱，清晨吞服

五诊　喘平肿退，腹满亦消，惟咳嗽清晨较甚，形瘦神疲，纳谷不香。脉濡滑无力。脾肾亏虚，难以骤复，痰饮根株，亦不易除也。今以丸药缓图，而善其后。

六君子丸每早服三钱　济生肾气丸午后服三钱

何右　痰饮咳嗽，甚则气急，遇感而发，畏风纳少。舌苔薄腻，脉象浮弦而滑。新邪引动宿饮，上搏于肺，肺气不得下行。阴虚肝旺之体，难投温剂。姑宜疏邪化痰，而降肺气。

炒荆芥五钱　炙白苏子二钱　光杏仁三钱　云苓三钱　炙远志一钱　半夏三钱　橘红八分　象贝母三钱　旋覆花五钱，包　炙款冬五钱　鹅管石一钱，煅

廉左　痰火内郁，风邪外束，肺气窒塞，失其下降之令，咳嗽气急又发。口干舌黄。脉弦滑带数。先拟疏邪化痰，肃降肺气。俾得邪解气顺，则痰火自平。

嫩前胡五钱　仙半夏二钱　光杏仁三钱　象贝母三钱　炙白苏子五钱　云茯苓三钱　炙远志一钱　水炙桑叶皮各五钱　瓜蒌皮三钱　海浮石三钱　旋覆花五钱，包　炙兜铃一钱　活芦根一尺，去节　冬瓜子三钱

文右　旧有痰饮咳嗽，触受风温之邪，由皮毛而上干肺系，蕴郁阳明。饮邪得温气之薰蒸，变为胶浊之痰，互阻上

焦，太阴清肃无权，以致气喘大发，喉有钩声，咳痰不出，发热畏风。舌苔腻黄，脉象浮弦而滑，阅前方降气化痰，似亦近理，然邪不外达，痰浊胶固益甚，颇虑壅闭之险。书云：喘之为病，在肺为实，在肾为虚。此肺实之喘也，急拟麻杏石甘汤加味，清开温邪，肃肺涤痰，冀望热退气平为幸。

蜜炙麻黄四分　光杏仁三钱　生石膏三钱，打　生甘草五分炙白苏子二钱　旋覆花五钱，包　竹沥半夏三钱　水炙远志一钱炙兜铃一钱　海浮石三钱　象贝母三钱　冬瓜子三钱　活芦根一尺，去节　淡竹沥一两，冲服

二诊　前投麻杏石甘汤加味，已服两剂，气喘已平，身热亦退，佳象也。惟咳嗽痰多，胸闷不思饮食，苔薄黄，脉滑数不静。温邪已得外达，痰浊留恋上焦，肺胃肃降失司。适值经临，少腹隐痛，挟宿瘀也。今制小其剂，佐入和荣祛瘀之品。

炙白苏子二钱　光杏仁三钱　象贝母三钱　水炙桑叶皮各二钱　竹沥半夏二钱　水炙远志一钱　旋覆花五钱，包　海浮石三钱炙兜铃一钱　紫丹参二钱　茺蔚子三钱　冬瓜子三钱　干芦根一两，去节

胡左　暴感寒凉，内停食滞，引动痰饮，互阻上中二焦，肺胃之气不得下降，哮喘喉有痰声，胸闷呕吐，不能纳谷，身热恶风，有汗不解。苔腻，脉弦滑。此留饮也。拟五苓、平胃，解肌达邪，和胃涤饮。

川桂枝五分　云猪苓各三钱　福泽泻五钱　陈皮一钱　苍术一钱　厚朴二钱　半夏五钱　枳实炭一钱　白蔻仁五分　炒麦芽四

钱　莱菔子炒，研，三钱　藿香梗五钱　玉枢丹四分，开水磨，冲服

复诊　寒热解，哮喘平，呕吐亦减，而胸闷嗳气，不能纳谷，小溲短赤，腑气不行。苔薄腻，脉弦滑。宿食留饮，难以骤化，夜不能寐，胃不和则卧不安。胃以通为补，今拟通胃消滞，和中涤饮。

陈广皮一钱　仙半夏二钱　枳实炭一钱　厚朴一钱　赤茯苓三钱　泽泻五钱　姜竹茹五钱　莱菔子炒，研，三钱　生苡仁四钱　炒谷麦芽各三钱

阮左　酒湿伤脾，脾失健运，水谷入胃，不生津液，化为痰饮。饮射于肺则咳嗽泛吐，饮流胁下，则胁肋引痛。胁乃肝胆之位，饮气在胁，则肝气怫郁，此悬饮也，仿仲圣治饮不治咳之例。

炙苏子五钱　葶苈子炒，研，一钱　水炙桑皮二钱　全瓜蒌四钱，切　姜半夏二钱　橘红一钱　茯苓一钱　白蒺藜三钱　川郁金钱半　枳椇子三钱　椒目卅粒　生姜二片

费左　咳嗽气逆，宿疾有年，交冬益甚。迩来四肢浮重，身肿无力。此脾肾阳衰，阴寒之水饮，上射于肺，旁流四末，是溢饮也。今拟助阳逐饮。

川桂枝八分　连皮苓四钱　生白术二钱　猪苓二钱　福泽泻五钱　陈皮一钱　制半夏二钱　熟附子二钱　椒目四十粒　姜皮五分　水炙桑皮二钱　大腹皮二钱

朱左　咳喘十余年，遇感则剧，胸闷纳谷减少。舌苔灰黄，脉象寸浮关弦。素性嗜酒，酒湿生痰聚饮，渍之于肺则

咳。肺病及肾，肾少摄纳则喘，上实下虚，显然可见。酒性本热，温药难投。姑宜开其上痹，以肃肺气，斡旋中枢，而纳肾元。是否有当，尚希明正。

蜜炙麻黄三分　光杏仁三钱　仙半夏二钱　薄橘红八分　炙白苏子五钱　象贝三钱　炙桑皮五钱　海浮石三钱　甘杞子三钱　厚杜仲三钱　炒补骨脂五钱　核桃肉二枚，拌，炒

二诊　咳喘均减，肺金之风邪已去，而多年之痰饮根深蒂固，脾肾之亏虚，由渐而致。脾为生痰之源，肺为贮痰之器。今拟扶土化痰，顺气纳肾。更宜薄滋味，节饮食，以助药力之不逮。

炙白苏子二钱　光杏仁三钱　仙半夏二钱　薄橘红八分　云苓三钱　炙远志一钱　象贝母三钱　水炙桑皮二钱　海浮石三钱　旋覆花五钱，包　甘杞子三钱　厚杜仲三钱　补骨脂五钱　核桃肉二枚

三诊　咳嗽已减，纳谷渐香，肺得下降之令，胃有醒豁之机。然嗜酒之体，酒性本热，易于生湿生痰。痰积于内，饮附于外，新饮虽去，宿饮难杜。况年逾花甲，肾少摄纳，故气易升。再拟崇土化痰，肃肺纳肾，亦只能带病延年耳。

南沙参三钱　云苓三钱　淮山药三钱　炙远志一钱　炙白苏子二钱　甜光杏三钱　仙半夏二钱　薄橘红八分　海浮石三钱　旋覆花五钱，包　甘杞子三钱　厚杜仲三钱　补骨脂五钱　核桃肉二枚，拌，炒

孟左　秋冬咳嗽，春夏稍安，遇感则剧，甚则卧难着枕，是脾胃之阳早衰，致水液变化痰沫，随气射肺则咳，冲气逆上则喘。畏寒足冷，跗肿溺少，阳不潜藏，阴浊用事故

也。古法外饮治脾，内饮治肾。今仿内饮论治，摄纳肾气，温化痰饮。若以降气泄气，取快一时，恐有暴喘厥脱之虞。

肉桂心三分　　大熟地四钱，同捣　　云茯苓三钱　　淮山药三钱　熟附片一钱　　福泽泻五钱　　仙半夏二钱　　怀牛膝二钱　　甘杞子三钱　　厚杜仲三钱　　五味子四分　　补骨脂五钱　　核桃肉二枚

童左　脉沉弦，弦为饮。饮泛咳呛，动则气喘，乃下虚无以制上，中虚易于化饮。拟早服肾气丸三钱，摄纳下焦，以治水泛之饮；午服外台茯苓饮，斡旋中焦，使食不致酿痰，无求速功，只图缓效。

金匮肾气丸三两，每服三钱　　云茯苓三钱　　仙半夏三钱　　薄橘红八分　　生白术二钱　　枳实炭一钱　　炙远志一钱　　旋覆花五钱，包　炙款冬五钱　　鹅管石一钱，煅

章左　咳呛有年，动则气喘，痰味咸而有黑花。脉尺部细弱，寸关濡滑而数。咸为肾味，肾虚水泛为痰，冲气逆肺，则咳呛而气喘也。恙根已深，非易图功。姑宜滋补肾阴，摄纳冲气，勿拘拘见咳而治肺也。

蛤蚧尾一对，酒洗，烘研，为丸，吞服　　大生地三钱　　蛤粉三钱，同炒　　甘杞子三钱　　淮山药三钱　　茯苓三钱　　北沙参三钱　　川贝母三钱　　清炙草五分　　甜杏仁去皮、尖，三钱　　核桃肉去紫衣，二枚

申左　咳嗽气喘，卧难着枕，上气不下，必下冲上逆，脉象沉弦。谅由年逾六甲，两天阴阳并亏，则痰饮上泛，饮与气涌，斯咳喘矣。阅前方叠以清肺化痰，滋阴降气，不啻助纣为虐。况背寒足冷，阳气式微，藩篱疏撤，又可知也。

仲圣治饮，必以温药和之，拟桂苓甘味合附子都气，温化痰饮，摄纳肾气。

桂枝八分　云苓三钱　炙甘草五分　五味子五分　生白术五钱　制半夏二钱　炙远志一钱　炒补骨脂五钱　熟附块五钱　淮山药三钱　大熟地炒松，三钱　核桃肉二枚

咳嗽两月，音瘖不扬。舌糙黄，脉滑数。燥邪痰热，上恋于肺，销烁阴液。肺体属金，譬如钟然，钟损则声短。今拟补肺阿胶汤加减，润肺生津，而化痰热。

北沙参三钱　甜光杏三钱　冬桑叶三钱　北秫米三钱，包　冬瓜子三钱　蛤粉炒阿胶二钱　川贝母二钱　炙兜铃一钱　炙甘草五分　瓜蒌皮二钱

咳嗽数月不愈。舌苔薄腻，脉象濡滑。肺虚痰湿留恋，清肃之命不行。薛立斋先生云：久咳不已，必须培土以生肺金，取虚则补母之意，此证近之。

淮山药三钱　仙半夏二钱　象贝母三钱　炒竹茹钱半　抱茯神三钱　橘红一钱　生苡仁三钱　清炙草五分　甜光杏三钱　冬瓜子三钱

肺为五脏之华盖，肾为元气之根本。肺气不降，肾气不纳，痰饮随气上泛，咳嗽多年，迩来尤甚，气喘难于平卧，面浮肢肿。脉沉细，苔淡白。痰饮盘踞，水湿泛滥。经云：诸气膹郁，皆属于肺；诸湿肿满，皆属于脾。肺脾两虚，喘肿重症。勉拟扶土化痰，降气纳气。

炒潞党参三钱　制半夏二钱　五味子三分　炙甘草五分　川桂枝三分　橘红八分　补骨脂钱半　炙苏子钱半　连皮苓三钱　旋覆花钱半，包　厚杜仲二钱　冬瓜子皮各三钱　鹅管石四钱，煅　济生肾气丸二钱，包煎

脾为生痰之源，肺为贮痰之器。肺虚不能降气，肾虚不能纳气，咳嗽气急，难于平卧。舌白腻，脉弦紧而滑。脾不能为胃行其津液，津液无以上承，所以口干不欲饮也。《金匮》云：痰饮之病，宜以温药和之。拟苓桂术甘合真武意，温肾运脾，降气纳气。俾阳光一振，则阴霾自除矣。

云茯苓三钱　生甘草八分　橘红八分　光杏仁三钱　川桂枝三分　熟附块一钱　旋覆花钱半，包　补骨脂钱半　生白术二钱　制半夏二钱　炙白苏子钱半　核桃肉二枚　五味子三分　淡干姜二分，同捣

肺痈门

外感风温，内蕴湿热，薰蒸于肺，肺脏生痈。咳嗽膺胸牵痛，痰臭脓血，身热口干。脉滑数，苔黄。重症也。急拟辛凉清温，而化痰瘀。

薄荷叶八分　冬桑叶二钱　粉丹皮二钱　桃仁一钱　生甘草八分　桔梗一钱　银花五钱　连翘壳三钱　光杏仁三钱　象贝母三钱　生苡仁五钱　冬瓜子四钱　活芦根二尺，去节　鲜金丝荷叶十张，去背上白毛

另单方：金丝荷叶一两、去毛打汁，陈酒一两，杏仁粉五钱，川贝粉五钱，炖温服之。

前方连服三剂，咳嗽脓血均减，身热亦退大半。原方去桃仁及薄荷叶，加轻马勃八分、通草八分。

崔左　咳呛已延月余，胸膺牵痛，痰味腥臭，临晚潮

热。脉数苔黄。烦劳过度，五志化火，平素嗜酒，酒湿生热，肝火湿热互蒸于肺，肺脏生痈也。急拟千金苇茎汤加味。

　　鲜苇茎一两五分　　冬瓜子四钱　　生苡仁四钱　　冬桑叶三钱　光杏仁三钱　　川象贝各二钱　　枳椇子三钱　　瓜蒌皮三钱　　丝瓜络二钱　　通草八分　　鲜金丝荷叶十张，去毛　　枇杷叶露半斤，后入

　　另单方：陈芥菜卤一钱，豆腐浆二两，和入，炖温，每日服之。

　　龚右　咳嗽自去岁初冬起见，至今春益甚，胁肋牵痛偏右，痰多腥臭，形肉渐削。脉象濡数，舌质红苔黄。阴分素亏，木火刑金，湿热互蒸，肺痈早成，肺叶已伤，输转无权，惟虑由痈而痿，致入不治之条。

　　南北沙参各三钱　　生甘草五分　　生石决四钱　　抱茯神三钱　甜光杏三钱　　川象贝各三钱　　瓜蒌皮二钱　　生苡仁四钱　　冬瓜子四钱　　干芦根一两，去节　　金丝荷叶十张，去背上白毛

　　二诊　前方服二十剂，咳嗽痰臭，均已大减。

　　原方加蛤粉炒阿胶二钱、蜜炙兜铃一钱。

　　鞠左　肺痈已延两月，咳嗽脓多血少，稠浊腥臭，纳谷减少，形瘦神疲，脉数无力。肺叶已腐，蕴毒留恋，症势入险。姑拟托里排脓，清肺化痰，未识能得转机否？

　　生黄芪三钱　　紫丹参二钱　　生甘草五分　　苦桔梗一钱　　甜光杏三钱　　川象贝各二钱　　瓜蒌皮二钱　　桑叶皮各五钱　　生苡仁四钱　冬瓜子四钱　　干芦根一两，去节　　金丝荷叶去背上白毛，十张　　川白蜜三钱　　鲜荷叶一张，煎汤代茶

闻左　外感风寒，袭于肺胃，膏粱厚味，酿成痰浊，血瘀凝滞，壅结肺叶之间，致成肺痈。是以咳嗽气粗，痰秽如脓，胁痛难于转侧，振寒发热。舌苔白厚而腻，脉象浮紧而滑。病来涌急，非猛剂不为功。急仿《金鉴》射干麻黄汤合《金匮》皂荚丸，一以散发表邪，一以荡涤痰浊。

净麻黄四分　嫩射干八分　甜葶苈炒研，八分　光杏仁三钱　象贝母三钱　生甘草五分　苦桔梗一钱　嫩紫菀一钱　生苡仁四钱　冬瓜子四钱　川郁金五钱　皂荚末蜜为丸，吞眼，五分

二诊　前投发散肺邪，荡涤痰浊之剂，得汗寒热已解，咳嗽气急亦见轻减，而痰稠腥秽依然，胸闷胁痛，不思饮食，小溲短赤。苔腻，脉滑数。胶粘之痰浊，蕴蓄之瘀湿，结于肺叶之间，一时难以肃清。今宜制小其剂，蠲化痰浊，清肃肺气，毋使过之，伤其正也。

净蝉衣八分　嫩射干五分　嫩前胡八分　生甘草六分　桔梗一钱　光杏仁三钱　象贝母三钱　炙紫菀一钱　生苡仁四钱　冬瓜子四钱　橘红络各一钱　桃仁泥一钱，包

吐　血　门

赵左　春令木旺，肝胆之火升腾，风燥之邪外袭，肺金受制，阳络损伤，咳呛吐血，胁肋牵痛，燥化火，火刑金，肺炎叶举。脉数苔黄。虑其血涌狂吐，亟拟凉肝清燥，润肺去瘀。

冬桑叶二钱　粉丹皮二钱　生石决八钱　马勃八分　茜草根二钱　侧柏叶钱半　川象贝各二钱　甜光杏三钱　竹茹三钱　白茅

花一钱，包　冬瓜子三钱　活芦根一尺　蚕豆花露　枇杷叶露各四两

喻左　负重努力，血络损伤，血由上溢，吐血盈碗，胁肋牵痛，艰于转侧。脉象芤数。去瘀生新主治。

全当归二钱　紫丹参二钱　怀牛膝二钱　茜草根二钱　川贝二钱　刘寄奴钱半　仙鹤草三钱　真新绛八分　川郁金钱半　竹茹三钱　白茅花一钱，包　芜蔚子三钱　参三七三分，另研细末　藕汁二两，冲服

鲍左　感受外邪，引动伏温，蕴袭肺胃。寒热头胀，咳嗽胸闷，吐血鼻衄。舌质红，苔薄白，脉象浮芤而数。良由伏温之邪，由内达外，由荣及气也。虑其增剧，先拟清解伏温，宣肺祛瘀。

炒荆芥钱半　冬桑叶三钱　粉丹皮钱半　清水豆卷四钱　银花三钱　连翘壳三钱　光杏仁三钱　象贝母三钱　京赤芍钱半　马勃八分　鲜竹茹三钱　茜草根二钱　白茅花一钱，包　白茅根两扎

匡左　水亏不能涵木，木火升腾，阳络损伤，则血上溢，咯血内热。舌质红，脉芤数。还虑血涌。宜壮水柔肝，祛瘀生新。

天麦冬各二钱　左牡蛎四钱　粉丹皮二钱　生石决八钱　白芍二钱　茜草根二钱　侧柏炭钱半　川贝母二钱　紫丹参二钱　牛膝二钱　鲜竹茹二钱　白茅花一钱，包　白茅根两扎　鲜藕二两，切片入煎

包左　仲秋上失血下便血，治愈之后，季冬又发，吐血盈盆，便血如注。发热形寒，头痛骨楚，咳嗽胁肋牵疼，艰于转侧。舌苔罩白，脉象浮滑芤数。良由阴分大伤，肝火内炽，蓄瘀留恋，复感新邪，蕴袭肺胃，引动木火上炎，损伤血络，血不归经，邪不外达。书云：夺血者不可汗。然不汗则邪无出路，病已入险，用药最难着手。暂拟轻剂解表，以透其邪，清荣祛瘀，引血归经，冀其应手为幸。

炒黑荆芥钱半　桑叶二钱　丹皮二钱　清豆卷四钱　薄荷叶八分　茜草根二钱　侧柏炭钱半　川象贝各二钱　马勃八分　鲜竹茹三钱　白茅根两扎　白茅花一钱，包　参三七三分，另研末　藕汁二两，冲服

二诊　服药后，烦躁得汗，表热头痛均已减轻，温邪虽有外解之势，而吐血不止，咳呛胁肋牵痛，寐不安，便血依然。舌苔转黄，脉弦芤而数。此阴分素亏，君相之火内炽，逼冲任之血妄行，假肺胃为出路。肺受火刑，肺炎叶举，清肃之令，不得下行，颇虑血涌暴脱之险。亟拟养阴凉荣，清肺降气。冀水来制火，火降气平，气为血帅，气平则血自易下行。然乎？否乎？质诸高明。

西洋参钱半　粉丹皮二钱　炙白苏子二钱　玄参二钱　桑叶二钱　茜草根二钱　羚羊片四分，煎冲　川贝母二钱　侧柏叶钱半　甜杏三钱　犀角尖四分，煎，冲　鲜竹茹三钱　茅芦根各一两

三诊　投养阴凉荣，清肺降气之剂，吐血大减，咳呛依然。里热口干，内痔便血。舌边红苔黄，脉芤数不静。此坎水早亏，离火上亢，肺金受制，清肃之令不得下行。肺与大肠为表里，肺移热于大肠，逼血下注，内痔便血，所由来也。虽逾险岭，未涉坦途。既见效机，仍守原意扩充。

西洋参钱半　羚羊片四分，煎，冲　生石决八分　冬桑叶二钱
丹皮二钱　茜草根二钱　侧柏炭钱半　槐花炭三钱　川贝三钱
甜杏三钱　鲜竹茹三钱　冬瓜子三钱　枇杷叶露四两　蚕豆花露
各四两，后入　活芦根一尺，去节

四诊　吐血渐止，便血亦减，而咳呛内热，胁肋牵痛，
动则气逆。舌质红苔黄，脉芤数不静。血去阴伤，木扣金
鸣，肺炎络损，清肃无权。再以凉肝清肺，养阴生津。冀阴
平阳秘，水升火降，始能出险入夷。

西洋参钱半　川石斛三钱　桑叶二钱　丹皮二钱　生石决八
钱　茜草根二钱　侧柏炭钱半　川贝二钱　甜杏三钱　槐花炭三钱
鲜竹茹三钱　冬瓜子三钱　活芦根一尺，去节　枇杷叶露四两，
后入

五诊　吐血便血均止，里热亦减，惟咳呛依然，痰多而
稠，动则气逆。脉数较缓，舌质红苔黄。阴液难复，木火易
升，肺受其冲，不能输布津液，而反化为稠痰也。今拟补肺
阿胶汤合清燥救肺汤意，滋养化源，而清木火。

蛤粉炒阿胶二钱　川贝二钱　甜光杏三钱　生石决八钱　川
石斛三钱　粉丹皮钱半　桑叶二钱　茜草根二钱　生甘草五分
大麦冬二钱　鲜竹茹三钱　冬瓜子三钱　活芦根一尺，去节　北秫
米三钱，包　枇杷叶露四两，后入

六诊　投补肺阿胶、清燥救肺以来，咳呛已见轻减，肺
获滋润之力也。脉濡软而数。胁肋痛亦止，木火有下降之
势。再守原法，加入培土生金之品，取虚则补母之意。

蛤粉炒阿胶二钱　川贝二钱　甜光杏三钱　左牡蛎四钱　大
麦冬二钱　茜草根二钱　桑叶二钱　抱茯神三钱　淮山药三钱
鲜竹茹三钱　冬瓜子三钱　北秫米三钱，包　干芦根一两　枇杷

叶露四两

另：琼玉膏三两，每日用三钱，分早晚二次，开水冲服。

戚左　吐血四天，盈盏成盆，色不鲜红。脉象芤数无力，舌苔淡白。阅前服之方，均是凉血清荣，未能应效。今脉舌参看，阴分本亏，阳气亦虚，不能导血归经，而反上溢妄行也，势非轻浅。姑仿《金匮》侧柏叶汤加味。

蛤粉炒阿胶三钱　侧柏叶三钱　炮姜炭六分　丹参二钱　茜草根二钱　怀牛膝二钱　茯神三钱　川贝二钱　竹茹二钱　藕节炭三枚　清童便一酒杯，冲服

二诊　前方服二剂，吐血已止，原方加茺蔚子三钱。

崔右　经云：中焦受气取汁，变化而赤是为血。血属阴，主静，赖阳气以运行，内则洒陈五脏，外则循行经络。今阳虚气滞，不能导血归经，血因停蓄，蓄久则络损血溢，上为吐血，盈盏成盆，下为便血，色黑如墨。舌淡白，脉芤无力。所谓阳络损伤，则血上溢，阴络损伤，则血下溢是也。上下交损，宜治其中，理中汤加味。

炒潞党参钱半　生白术钱半　云苓三钱　清炙草四分　炮姜炭八分　陈广皮一钱　全当归二钱　丹参二钱　怀牛膝二钱　藕节炭二枚

二诊　投两剂，上下之血均止，惟胃呆纳少，加砂仁八分、焦谷芽四钱。

支左　吐血七昼夜，狂溢不止，有数斗许。神志恍惚，

气短，四肢逆冷，过于肘膝。舌质红，苔灰黑，脉象微细，似有若无。此乃阴不敛阳，阳不抱阴，气难摄血，血不归经，虚脱之变，即在目前。先哲治血，有血脱益气之例，有形之血，势将暴脱，无形之气，所当急固。益气纳气，大剂频进，冀挽回于万一。

吉林人参三钱，另煎，冲服　蛤粉炒阿胶三钱　炙白苏子二钱　左牡蛎五钱　花龙骨五钱　川贝母三钱　白归身二钱　怀牛膝二钱　养正丹三十粒，分三次吞服　水、童便各半煎服

二诊　连服益气纳气，气平血止，肢温脉渐起，汗亦收，阴平阳秘，大有生机。仍守原法，毋庸更张。

原方去养正丹，加抱茯神三钱、淮山药三钱。

三诊　原方加旱莲草二钱。

此吐血中之最剧者，家祖连诊十余次，守方不更。至半月后停药，每日吞服人参粉钱半，琼玉膏三钱，开水冲服。服至一月后，诸恙已愈，精神渐复，亦可谓幸矣。孙济万志。

翁左　吐血已延数月之久，时发时止，形神萎顿，面无华泽，所吐之血，色淡红不鲜。脉象虚细。良由烦劳太过，心脾并亏，络损血溢，气不摄纳。拟归脾汤加减，徒恃养阴凉荣，无益也。

潞党参三钱　炙黄芪三钱　淮山药三钱　茯神三钱　炙远志一钱　酸枣仁二钱　白归身二钱　大白芍二钱　清炙草五分　橘络一钱　红枣五枚　藕节三枚

周左　始由胁肋作痛，烦躁少寐，继则吐血不止，内热

口干。舌质红苔黄，脉弦芤而数。良由郁怒伤肝，操烦劳心，气郁化火，火炽气焰，扰动阳络，则血上溢也。亟拟清气凉肝，祛瘀生新。

生白芍三钱　茜草根二钱　川贝母三钱　粉丹皮二钱　侧柏炭钱半　黛蛤散四钱，包　黑山栀二钱　山茶花钱半　羚羊角四分，煎，冲　竹茹三钱　鲜藕汁二两，冲服　白茅根二扎

二诊　服清气凉肝，祛瘀生新之剂，吐血渐减，而未能尽止，烦躁不寐，胁痛依然。脉弦数而芤，按之不静。气火入络，络热则痛，水不制火，心肾不交，还虑血涌。今拟壮水清肝，泄热和络。

大麦冬三钱　生白芍二钱　生甘草五分　粉丹皮二钱　川贝二钱　茜草根二钱　侧柏叶钱半　黛蛤散四钱，包　生石决八钱　茯神三钱　制军炭钱半　真新绛八分　鲜竹茹三钱　白茅花一钱　白茅根二扎

三诊　胁痛减，夜寐稍安，吐血不止，而反狂涌，幸脉转小数。神疲萎顿，缘已出络之血尽去，阴分大伤，虚火炎炎，大有吸尽西江之势，颇为可虑。今仿血脱益气之例治之。

西洋参三钱　大麦冬三钱　左牡蛎四钱　阿胶珠三钱　石斛三钱　茜草根二钱　侧柏炭钱半　生白芍二钱　丹皮二钱　怀牛膝二钱　抱茯神三钱　鲜竹茹三钱　鲜藕汁二两，冲服

四诊　吐血已止，原方去藕汁，加琼玉膏三钱，冲服。

褚左　伤寒两感证已半月，叠投温经达邪，诸恙向安。昨忽吐血、鼻衄、牙龈舌衄俱见，昼夜不止，盈盏成盆，幸脉象濡中不洪，神识尚清。盖由气分大伤，邪热入营，逼血

妄行，虽日衄解，然尚在危险中也。今拟大剂育阴清营，以制炎上之火，未识能得挽回否？

　　西洋参三钱　京玄参三钱　大麦冬三钱　大生地一两　生白芍三钱　犀角片四分，煎，冲　粉丹皮二钱　侧柏叶二钱　鲜藕四两，切片入煎　鲜竹茹三钱

　　二诊　服育阴清营之剂，诸衄已见轻减，原方去犀角，加川石斛三钱。

　　三诊　加清阿胶三钱。

　　水不涵木，肝火升腾，阳络损伤，则血上溢，血去阴伤，阴不抱阳，阳不摄阴。宜益气养阴，清肺凉肝。

　　西洋参钱半　生白芍二钱　粉丹皮二钱　瓜蒌皮三钱　细生地三钱　生石决八钱　怀牛膝二钱　生牡蛎四钱　大麦冬钱半　茜草根二钱　川贝母三钱　藕节炭二枚　童便一酒杯，冲服

　　久嗽伤肺，肺津不布，燥邪痰热留恋。肝火乘势升腾。肺络损伤，咳嗽月余，屡屡失红。宜育阴柔肝。

　　北沙参三钱　甜杏仁三钱　淮山药三钱　煅蛤壳四钱　抱茯神三钱　大麦冬钱半　生石决八钱　川贝母三钱　清炙草五分　冬桑叶三钱　粉丹皮二钱　瓜蒌皮三钱　琼玉膏三钱，冲服

　　肝火上抗，肺金受制，咳嗽痰血。苔薄黄，脉象弦滑而数。痰热恋肺，肃令无权，木火乘势升腾也。宜清肺凉肝而化痰热。

　　冬桑叶三钱　茜草根二钱　川贝母三钱　活芦根一尺，去节　粉丹皮二钱　侧柏炭钱半　瓜蒌皮三钱　白茅花一钱　生石决八钱　山茶花钱半　鲜竹茹钱半　藕节炭二枚

　　水亏不能涵木，木火升腾，吐血盈碗。内热口燥。脉象芤数，舌边红中黄。经所谓阳络损伤则血上溢也。先贤治血

必先去瘀。当宜育阴凉肝，去瘀生新。

　　生白芍　旱莲草　紫丹参　川贝母　粉丹皮　茜草根
淮牛膝　参三七　生石决　侧柏炭　鲜竹茹　茅根花　藕汁

　　肾阴不足，肝火有余，吐血屡发。脉微寡神，血不华色，舌苔淡白。血去阴伤，阴不抱阳则阳益亢，阴不胜阳故阴愈亏。脉症相参，损症已著。姑仿王太仆壮水之主，以制阳光，以冀万一之幸。

　　大生地　淮山药　生石决　热女贞　粉丹皮　生白芍
旱莲草　茜草根　抱茯神　清炙草　潼蒺藜　鲜竹茹　鲜藕

　　肾阴早亏，龙雷之火，肆逆于上，逼血妄行，以致涌吐六七日，盈盏盈盆。汗多气喘，脉细如丝，有欲脱之象。阴不抱阳，阳不摄阴，气血有涣散之虞，阴阳有脱离之险，病势至此，危在顷刻。宗经旨血脱益气之法，峻补其气，以生其血，未识能得挽回否。

　　吉林人参　黑锡丹

　　涌吐大减，气喘略平，脉细无力，是血去阴伤，龙雷之火上升，肺气不能下降。古人云：天下无逆流之水，人身无倒行之血，水之逆流者因乎风，血之倒流者因乎气，气逆则血溢矣。症情尚在险关，还虑意外之变。再宜益气养阴，顺气降逆，以望转机。

　　吉林参　当归身　陈广皮

　　吐血后，阴分已伤。凉润大过，脾阳衰弱，水谷之湿，生痰聚饮，渍之于肺，肺脾肃运无权。水谷之湿，不归正化，而生痰成涎也。久延入损。姑宜运脾肃肺，而化痰湿。

　　生白术　生苡仁　清炙草　冬瓜子　云茯苓　薄橘红
甜光杏　象贝母　淮山药　仙半夏　清炙枇杷叶

　　吐血后，咳嗽吐涎沫，形瘦色萎，阴损及阳，土不生金。脾为生痰之源，肺为贮痰之器，脾虚不能为胃行其津液，水谷之湿，生痰聚饮，渍之于肺，肺失清肃之权。涎出于脾，脾无摄涎之能，谷气既不化精微，何以能生长肌肉，形瘦色萎，职是故也。经云：一损损于皮毛，皮聚而毛落。三损损于肌肉，肌肉消瘦。病情参合，肺劳之势渐著。书云：损之自上而下者，过于胃则不可治；自下而上者，过于脾则不可治。盖深知人身之气血，全赖水谷之所化。当宜理胃健脾，顺气化痰，取虚则补母之意，金匮薯蓣丸加减。

　　淮山药　炙甘草　仙半夏　旋覆花　潞党参　云茯苓　炙苏子　川贝母　野於术　薄橘红　甜光杏　炙远志　核桃肉

虚 损 门

　　朱右　产后未满百日。虚寒虚热，早轻暮重。已有匝月。纳少便溏，形瘦色瘃，且有咳嗽，自汗盗汗。脉濡滑无力，舌苔淡白。此卫虚失于外护，荣虚失于内守。脾弱土不生金，虚阳逼津液而外泄也。蓐劳渐著，恐难完璧。姑拟黄芪建中汤合二加龙骨汤加味。

　　清炙黄芪三钱　炒白芍二钱　清炙草六分　川桂枝五分　牡蛎四钱　花龙骨三钱　米炒於术三钱　云茯苓三钱　炒淮药三钱　炒川贝二钱　浮小麦四钱　熟附片八分

　　二诊　前投黄芪建中二加龙骨，寒热较轻，自汗盗汗亦减，虽属佳境，无如昔日所服之剂。滋阴太过，中土受戕，清气不升，大便溏薄，纳少色痿，腹疼隐隐。左脉细弱，右脉濡迟。阳陷入阴，命火式微。脉诀云：阳陷入阴精血弱，白头犹可少年愁。殊可虑也。再守原意加入益火生土之品，冀望中土强健，大便结实为要着。

清炙黄芪三钱　炒白芍钱半　清炙草六分　熟附片八分　牡蛎三钱　花龙骨三钱　炒淮药二钱　米炒於术三钱　云苓三钱　大砂仁六分，研　炒补骨脂钱半　煨益智钱半　浮小麦四钱

三诊　寒热轻，虚汗减，便溏亦有结意，而咳嗽痰多，纳谷衰少。形瘦色痿，舌光无苔，脉来濡细，幸无数象。脾弱土不生金，肺虚灌溉无权。仍拟建立中气，培补脾土。能得谷食加增，不生枝节，庶可转危为安。

炒潞党参三钱　清炙黄芪三钱　炒白芍钱半　清炙草六分　熟附片八分　左牡蛎四钱　花龙骨三钱　米炒於术三钱　炒淮药三钱　炒川贝二钱　大砂仁研，五分　陈广皮一钱　浮小麦四钱　红枣五枚

蒋左　劳役太过，脾胃两伤，荣卫循序失常，寒热似疟，已有数月。形瘦色痿，食减神疲。脉象虚迟，舌光有津，势将入于虚损一途。损者益之，虚者补之，甘温能除大热。补中益气汤加减。

潞党参三钱　炙黄芪三钱　炒冬术二钱　清炙草五分　银柴胡钱半　广陈皮一钱　全当归二钱　淮牛膝二钱　西秦艽钱半　大砂仁八分，研　焦谷芽四钱　生姜两片　红枣四枚

匡左　诵读劳伤乎心，房帏劳伤乎肾，阴虚于下，阳升于上。头眩耳鸣，心悸少寐，遗泄频频，神疲肢倦。脉象尺

部细弱、寸关虚弦，舌质淡红。虑入虚损。姑拟育阴潜阳，交通心肾。

　　大生熟地各三钱　　粉丹皮钱半　　生石决四钱　　左牡蛎四钱　抱神三钱　　淮山药三钱　　炙远志一钱　　炒枣仁三钱　　潼蒺藜三钱　北秫米三钱，包　　生白芍二钱　　白莲须钱半

　　三才封髓丹三钱，清晨淡盐汤送下

　　宦左　入夜潮热，延今两月。纳少形瘦，神疲乏力。舌质光绛，脉象濡小而数。此三阴亏耗，脾胃生气受戕。虑成损怯。

　　西洋参钱半　　川石斛三钱　　茯神三钱　　淮山药三钱　　青蒿梗钱半　　炙鳖甲四钱　　嫩白薇钱半　　陈皮一钱　　生熟谷芽各三钱　　红枣五枚

　　姜左　虚寒虚热，寒多热少。口唾白沫，纳减便溏。苔薄腻，脉濡细。脾弱胃虚，卫阳不入于阴也。虚劳堪虑，拟黄芪建中合二加龙骨汤加减。

　　清炙黄芪钱半　　炒白芍钱半　　清炙草六分　　熟附片一钱　　煅牡蛎三钱　　花龙骨三钱　　米炒於术三钱　　云茯苓三钱　　炒淮药三钱　　砂仁八分，研　　陈皮一钱　　焦谷芽四钱　　煨姜两片　　红枣四枚

　　宋右　恙由抑郁起见，情志不适，气阻血瘀，土受木克，胃乏生化，无血以下注冲任，经闭一载。纳少形瘦，临晚寒热，咳嗽痰沫甚多。脉象左虚弦、右濡涩。经所谓二阳之病，发心脾，有不得隐曲，女子不月。其传为风消，再传为息贲。若加气促，则不治矣。姑拟逍遥合归脾、大黄䗪虫

丸，复方图治。

全当归三钱　大白芍二钱　银柴胡一钱　炒潞党二钱　米炒於术钱半　清炙草五分　炙远志一钱　紫丹参二钱　茺蔚子三钱川贝母二钱　甜光杏三钱　北秫米包，三钱　大黄䗪虫丸一钱，每日吞服，以经通为度

复诊　临晚寒热。虽则轻减，而咳嗽依然，经闭纳少。舌光无苔，脉左弦右涩。此血室干枯，木火刑金，脾胃生化无权，还须怡情适怀，帮助药力。今拟培土生金，养血通经。然亦非旦夕所能图功者也。

蛤粉炒阿胶二钱　茯神三钱　淮山药三钱　川贝二钱　甜光杏三钱　紫丹参二钱　茺蔚子三钱　全当归三钱　怀牛膝二钱　广艾绒六分　西藏红花八分　北秫米包，三钱　大黄䗪虫丸吞服，一钱

蔡左　仲秋燥邪咳嗽起见，至冬不愈。加之咽痛干燥，蒂丁下坠，妨于咽饮，内热纳少。脉象濡数，幸不洪大，舌质红、苔黄。平素阴虚，燥邪化火，上刑肺金，下耗肾水，水不上潮，浮火炎炎。颇虑吐血而入虚损一途，急拟清燥润肺，而降浮火。

蛤粉炒阿胶钱半　天花粉三钱　川象贝各一钱　京玄参一钱肥知母钱半　甜光杏三钱　柿霜八分　生甘草八分　冬桑叶三钱冬瓜子三钱　枇杷叶露四两，后入　活芦根一尺，去节

方左　吐血屡发，咳嗽有年，动则气逆。咽痛失音，形瘦骨立，潮热口燥。脉象弦大而数。弦则为劳，数则病进。阴液枯涸，木火犯肺，肺叶已损，即是破金不鸣，肺劳显然。勉拟壮水之主以柔肝木，清养肺气而滋化源。然亦不过

尽人工而已。

南北沙参各三钱　天麦冬各二钱　蛤粉炒阿胶二钱　生甘草五分　茯神三钱　淮山药三钱　川贝二钱　瓜蒌皮二钱　甜光杏三钱　熟女贞二钱　冬虫草二钱　北秫米包，三钱　凤凰衣钱半　猪肤三钱，括去油毛

侯左　肺虚则咳嗽寒热，脾虚则纳少便溏，心虚则脉细神疲，肾虚则遗泄，肝虚则头眩。五虚俱见，非易图功。惟宜培土生金，益肾养肝，苟能泄泻止、谷食增，寒热除，咳嗽减，则虚者可治。

炒潞党三钱　云茯苓三钱　炒於术二钱　清炙草六分　陈皮一钱　炒淮药三钱　炒川贝二钱　炒御米壳二钱　煅牡蛎三钱　花龙骨三钱　水炙远志一钱　北秫米四钱，包

小溲清长，已经匝月。脉象尺部软弱、寸关虚小。气分不足，肾阳亦亏，中无砥柱之权，下失封藏之固。补益中气，而滋肾水。

潞党参三钱　白归身二钱　熟女贞三钱　炙黄芪三钱　大白芍二钱　广橘白一钱　甜冬术二钱　淮山药三钱　炙升麻四分　炙甘草五分　潼蒺藜三钱　红枣二枚　七味都气丸三钱，包煎

阴虚则内热，阳虚则外寒。肺虚则咳嗽，脾虚则形瘦。脉象细弦而数。弦则为劳，数则病进，劳已入损，恐难完璧。拟黄芪建中汤，建立中气。宗经旨劳者温之，损者益之之意。

炙黄芪三钱　朱茯神三钱　甜杏仁三钱　淮山药三钱　川桂枝四分　炙甘草五分　广橘白一钱　炒白芍　红枣二枚　生姜二片　生谷芽三钱　饴糖四钱

卷 六

孟河丁泽周甘仁著　长孙济万编辑

及门诸子程门雪、朱振声、陶可箴、钱乃振、刘佐彤、宋大仁同参

喉痧门

风温疫疬之邪，引动肝胆之火，蕴袭肺胃两经，发为喉痧。痧布隐隐，身热，咽喉肿红焮痛，内关白腐。舌苔薄黄，脉象郁滑而数。天气通于鼻，地气通于口，口鼻吸受天地不正之气，与肺胃蕴伏之热，薰蒸上中二焦。咽喉为肺胃之门户，肺胃有热，所以咽喉肿痛，而内关白腐也。邪势正在鸱张之际，虑其增剧。经云：风淫于内，治以辛凉，此其候也。

净蝉衣八分　苦桔梗一钱　金银花三钱　京赤芍二钱　荆芥穗八分　甜苦甘草各六分　连翘壳三钱　鲜竹叶三十张　淡豆豉三钱　轻马勃一钱　象贝母三钱　白茅根二扎　薄荷叶八分　黑山栀钱半　炙僵蚕三钱

病痧虽布，身灼热不退，咽喉肿痛白腐。脉洪数，舌绛。伏温化热，蕴蒸阳明，由气入荣，销烁阴液，厥少之火，乘势上亢。症势沉重，急宜气血双清，而解疫毒。

犀角尖五分　甘中黄八分　象贝母三钱　鲜竹叶三十张　鲜生地四钱　苦桔梗一钱　连翘壳三钱　茅芦根各一两　生石膏四

钱，打　轻马勃一钱　黑山栀钱半　鲜石斛三钱　粉丹皮钱半　陈
金汁一两　枇杷叶露四两

　　痧瘄已回，身热不退，项颈漫肿疼痛，咽喉焮肿，内关
白腐。舌薄黄，脉沉数。温邪伏热，稽留肺胃两经，血凝毒
滞，肝胆火炽，一波未平，一波又起，殊属棘手。宜清肺胃
之伏热，解疫疬之蕴毒。

　　薄荷叶八分　甘中黄八分　京赤芍二钱　鲜竹叶茹各钱半
京玄参二钱　苦桔梗一钱　生蒲黄包，三钱　黑山栀钱半　连翘
壳三钱　炙僵蚕三钱　淡豆豉三钱　象贝母三钱　益母草三钱
活芦根一尺，去节

　　疫疬之邪，不外达而内传，心肝之火内炽，化火入荣，
伤阴劫津。拟犀角地黄合麻杏石甘汤，气血双清而解疫毒。

　　犀角尖五分　熟石膏五钱，打　金银花三钱　活芦根一尺，去
节　鲜生地四钱　甘中黄八分　连翘壳三钱　鲜竹叶三十张　净
麻黄四分　苦桔梗一钱　川贝母三钱　陈金汁一两　光杏仁三钱
京赤芍二钱　京玄参二钱

白　喉

　　温邪疫疬，郁而化火，肺胃被其薰蒸，心肝之火内炽，
白喉腐烂焮痛，妨于咽饮。壮热烦躁，脉洪数，舌质红苔
黄。经云：热淫于内，治以咸寒。当进咸寒解毒，清温泄热
主治。

　　犀角尖四分　甘中黄八分　连翘壳三钱　京玄参一钱五分
鲜生地三钱　淡豆豉三钱，同捣　京赤芍一钱五分　大贝母三钱
天花粉三钱　薄荷炭七分　金银花三钱　生石膏三钱，打　鲜竹
叶卅张　白茅根两扎

红　痧

吸受时气，引动伏邪，蕴袭肺胃两经。肺主皮毛，胃主肌肉，邪留皮毛肌肉之间，则发为红痧。痧点隐隐，布而不透，形寒发热，胸闷泛恶，邪郁阳明，不得外达也。舌苔薄黄，脉象浮滑而数。邪势正在鸱张，虑其增剧。宜以辛凉清解。

荆芥穗一钱　赤茯苓三钱　净蝉衣八分　炒竹茹钱半　淡豆豉三钱　江枳壳一钱　连翘壳三钱　熟牛蒡二钱　薄荷叶八分苦桔梗一钱　京赤芍二钱

痧后门

痧后，肺有伏邪，痰气壅塞，脾有湿热，不能健运，积湿生水，泛滥横溢，无处不到，以致面目虚浮，腹膨肢肿，咳嗽气逆。苔薄腻，脉濡滑。势成肿胀重症。姑宜肃运分消，顺气化痰。

嫩前胡钱半　猪苓三钱　生熟苡仁各三钱　炙桑皮三钱　光杏仁三钱　大腹皮二钱　地枯萝三钱　旋覆花钱半，包　清炙枇杷叶三钱，去毛，包　象贝母三钱　广陈皮一钱　枯碧竹钱半　鲜冬瓜皮一两，煎汤代水　连皮苓四钱　福泽泻三钱

痧后余邪痰热未楚，肺胃两病。身热无汗，咳嗽气逆，口干欲饮，脉数苔黄。此乃无形之伏温，蕴蒸阳明，有形之痰热，逗留肺络，症势沉重。姑拟清解伏温，而化痰热。

粉葛根钱半　金银花三钱　桑叶皮各二钱　活芦根一尺，去节淡豆豉三钱　连翘壳三钱　光杏仁三钱　京赤芍二钱　黑山栀钱

半　生甘草八分　　象贝母三钱　　鲜竹茹二钱　　天花粉三钱　　薄荷
叶八分

　　痧后失音，咽喉内关白腐，气喘鼻煽，喉有痰声，苔黄
脉数。痧火蕴蒸肺胃，肺津不布，凝滞成痰，痰热留恋肺
胃，肺叶已损，气机不能接续。咽喉为肺胃之门户，肺胃有
热，所以内关白腐，音声不扬，会厌肉脱，症势危笃。勉拟
清温解毒，而化痰热，勒临崖之马，挽既倒之澜，不过聊尽
人工而已。

　　金银花三钱　　京玄参三钱　　象贝母三钱　　活芦根一尺，去节
连翘壳三钱　　薄荷叶八分　　天花粉三钱　　淡竹油一两，冲　　甘中
黄八分　　京赤芍二钱　　冬桑叶三钱　　大麦冬二钱

　　痧子后，肺胃阴伤。伏邪留恋，身热不退，咳嗽咽痛，
口渴欲饮。舌质绛，苔黄，脉象滑数。伏热蕴蒸肺胃，津液
被火炼而为痰，肺失清肃，胃失输和。咽喉为肺胃之门户，
肺胃有热，所以咽痛。今拟竹叶石膏汤加味，清阳明，解蕴
热，助生津化痰之品。

　　鲜竹叶三十张　　京玄参三钱　　桑叶皮各三钱　　粉丹皮二钱
熟石膏四钱，打　　生甘草八分　　甜杏仁三钱　　金银花三钱　　鲜石
斛三钱　　天花粉二钱　　川象贝各三钱　　通草八分　　活芦根一尺，去
节　　枇杷叶露四两，后入

　　痧后，复感外邪，痰滞内阻，水湿不化，太阴阳明为
病。遍体浮肿，气逆难于平卧，寒热甚壮，大便溏泄，泛恶
不能饮食，苔腻脉数。此氤氲之外邪，与粘腻之痰滞，交阻
肺胃，肺气不能下降，脾弱不能运化，水湿易聚，灌浸腠
理，泛滥横溢，无所不到，三焦决渎无权，症势危险。姑宜
疏邪分消，而化痰滞，未识有效否。

淡豆豉三钱　　川桂枝五分　　鲜竹茹二钱，枳实一钱同炒　　大腹皮二钱　连皮苓四钱　象贝母三钱　　淡姜皮八分　焦楂炭三钱猪苓三钱　泽泻三钱　仙半夏二钱　酒炒黄芩钱半

喉痧症治概要

时疫烂喉、痧麻、正痧、风痧、红痧、白喉总论

时疫喉痧，由来久矣。壬寅春起，寒暖无常，天时不正，屡见盛行。仆临诊二十余年，于此症略有心得。爰述其大概，与同志一商榷之。

凡痧麻种类甚多，有正痧，有风痧、红痧，惟时疫喉痧为最重，传染迅速，沿门阖境，竟有朝发而夕毙，夕发而朝亡者，暴厉夭札，殊深浩叹。业是科者，当谨慎而细察，悉心而辨治焉。如幼时初次出痧，谓之正痧。因胎中有伏热，感时气而发，寒热咳嗽，烦闷泛恶，咽喉或痛或不痛，即有咽痛，亦不腐烂，此正痧之病形也。夏秋时之红痧风痧，初起时，寒热骨痛，胸闷呕恶，舌苔白腻。外热极重，而里热不盛，咽喉不痛，或咳嗽，或不咳嗽，此红痧风痧之病情也。其病源良由夏受暑湿，秋感凉邪，郁于太阴阳明。太阴者肺也，阳明者胃也。肺主皮毛，胃主肌肉，邪留皮毛肌肤之间，则发为红痧风痧。凡痧子初发时，必有寒热咳嗽，胸闷、泛恶、骨痛等证。揆厥病因，盖外邪郁于腠理，遏于阳明，肺气不得宣通，胃气不得泄越也。必用疏散之剂，疏表解郁，得汗则痧麻透，而诸症俱解。此治正痧、风痧、红痧之大略也。

独称时疫烂喉痧痧者，何也？因此症发于夏秋者少，冬春者多。乃冬不藏阳，冬应寒而反温，春犹寒禁，春应温而反冷，经所谓非其时而有其气，酿成疫疬之邪也。邪从口鼻入于肺胃。咽喉为肺胃之门户，暴寒束于外，疫毒郁于内，蒸腾肺胃两经，厥少之火，乘势上亢，于是发为烂喉痧痧。痧与痧略有分别，痧则成片，痧则成颗。其治法与白喉迥然不同。《白喉忌表》一书，立滋阴清肺汤，原宗仲圣猪肤汤之遗意。由少阴伏热升腾，吸受疫疬之气，与内蕴伏热，相应为患；若至音哑气喘，肺炎叶腐，危在旦夕间矣，滋阴清肺，尚恐不及，宜加珠黄、金汁，或救十中一二。苟与表散，引动伏火，增其炎焰之势，多致夭枉。此时疫喉痧，当与白喉分别清楚，不容稍混也。白喉固宜忌表，而时疫喉痧初起，则不可不速表。故先用汗法，次用清法，或用下法。须分初中末三层，在气在营，或气分多，或营分多。脉象无定，辨之宜确，一有不慎，毫厘千里。初则寒热、烦躁、呕恶、咽喉肿痛、腐烂，舌苔或白如积粉，或薄腻而黄，脉或浮数，或郁数，甚则脉沉似伏。此时邪郁于气分，速当表散。轻则荆防败毒、清咽利膈汤去硝黄，重则麻杏石甘汤。如壮热口渴烦躁，咽喉肿痛腐烂，舌边尖红绛，中有黄苔，痧痧密布，甚则神昏谵语。此时疫邪化火，渐由气入营，即当生津清营解毒，佐使疏透，仍望邪从气分而解。轻则用黑膏汤、鲜石斛、豆豉之类；重则犀豉汤、犀角地黄汤。必待舌色光红或焦糙，痧子布齐，气分之邪已透，当用大剂清营凉解，不可再行表散。此治时疫喉痧用药之次第也。假使早用寒凉，则邪遏在内，必至内陷神昏，或泄泻等症，致成不救。如表散太过，则火炎愈炽，伤津劫液，引动肝风，发为痉厥等险象，仍当大剂清营凉解，或可挽回。先哲云：痧瘀有汗则生，无汗则死。金针度人，二语尽之矣。故此症当表则表之，当清则清之，或用釜底抽薪法，亦急下存阴之意。谚云：救病如救火，走马看咽喉。用药贵乎迅速，万不可误时失机。此症有不治难治数条，开列于下。

脉伏者，不治。泄泻不止者，不治。会厌腐去，声哑气急者，不治。始终无汗者，难治。痧瘀遍体虽见，而头面不显者，难治。此皆时疫喉痧危险之症。其余用药得宜，虽重亦可挽回。此不过言其大略耳，其中变化条目甚多，非数言可尽。请诸君指教，匡我不逮，则幸甚矣。

时疫喉痧门方

解肌透痧汤自订

专治痧麻初起，恶寒发热，咽喉肿痛，妨于咽饮，遍体痠痛，烦闷泛恶等症。（痧麻见咳嗽为轻，无咳嗽为重）

荆芥穗钱半　净蝉衣八分　嫩射干一钱　生甘草五分　粉葛根二钱　熟牛蒡二钱　轻马勃八分　苦桔梗一钱　嫩前胡钱半　连翘壳二钱　炙僵蚕三钱　淡豆豉三钱　鲜竹茹二钱　紫背浮萍三钱

如呕恶甚，舌白腻，加玉枢丹四分，冲服。

加减麻杏石甘汤自订

专治痧麻不透，憎寒发热，咽喉肿痛，或内关白腐，或咳嗽气逆之重症。

净麻黄四分　熟石膏四钱，打　象贝母三钱　鲜竹叶三十张　光杏仁三钱　嫩射干八分　炙僵蚕三钱　白萝卜汁一两　生甘草六分　连翘壳二钱　薄荷叶一钱　京玄参钱半

加减升麻葛根汤自订

专治痧麻虽布，而头面鼻独无，身热泄泻，咽痛不腐之症。

川升麻五分　生甘草五分　连翘壳二钱　炙僵蚕三钱　粉葛根钱半　苦桔梗一钱　金银花三钱　干荷叶一角　薄荷叶八分　京赤芍二钱　净蝉衣八分　陈莱菔英三钱

加减黑膏汤自订

专治疫邪不达，消烁阴液，痧麻布而不透，发热无汗，咽喉肿红、焮痛白腐，口渴烦躁，舌红绛起刺，或舌黑糙无津之重症。

淡豆豉三钱　薄荷叶八分　连翘壳三钱　炙僵蚕三钱　鲜生地四钱　熟石膏四钱　京赤芍二钱　净蝉衣八分　鲜石斛四钱　生甘草六分　象贝母三钱　浮萍草三钱　鲜竹叶三十张　茅芦根各一两

凉营清气汤自订

专治痧麻虽布，壮热烦躁，渴欲冷饮，甚则谵语妄言，咽喉肿痛腐烂，脉洪数，舌红绛，或黑糙无津之重症。

犀角尖五分，磨冲　鲜石斛八钱　黑山栀二钱　牡丹皮二钱　鲜生地八钱　薄荷叶八分　川雅连五分　京赤芍二钱　京玄参三钱　生石膏八钱，打　生甘草八分　连翘壳三钱　鲜竹叶三十张　茅芦根各一两　金汁一两，冲服

如痰多，加竹沥一两、冲服，珠黄散每日服二分。

加减滋阴清肺汤自订

专治疫喉白喉，内外腐烂，身热苔黄，或舌质红绛，不可发表之症。

鲜生地六钱　细木通八分　薄荷叶八分　金银花三钱　京玄

参三钱　　川雅连五分　　冬桑叶三钱　　连翘壳三钱　　鲜石斛四钱
甘中黄八分　　大贝母三钱　　鲜竹叶三十张　　活芦根一尺，去节

如便闭，加生川军三钱，开水泡，绞汁冲服。

败毒汤自订

专治痧麻未曾透足，项颈结成痧毒，肿硬疼痛，身热无
汗之症。

荆芥穗钱半　　薄荷叶一钱　　连翘壳三钱　　生蒲黄三钱，包
熟石膏四钱，打　　炒牛蒡二钱　　象贝母三钱　　益母草三钱　　生甘
草六分　　京赤芍三钱　　炙僵蚕三钱　　板蓝根钱半

如大便泄泻，去牛蒡、石膏，加葛根、黄芩、黄连，此
肺胃疫毒，邪热移于大肠也。如初病泄泻，可仿喻氏逆流挽
舟之法，荆防败毒加减；如挟食滞，可加楂曲之类，亦不可
执一而论。

加减竹叶石膏汤自订

专治痧麻之后，有汗，身热不退，口干欲饮，或咽痛蒂
坠，咳嗽痰多等症。

青竹叶三十张　　桑叶皮各钱半　　鲜苇茎一两，去节　　热石膏三
钱，打　　冬瓜子四钱　　金银花三钱　　光杏仁三钱　　连翘壳三钱　　白
萝卜汁一两　　生甘草六分　　象贝母三钱

吹　药

玉钥匙

治一切喉症肿痛白腐。将此药吹之，能退炎消肿。惟阴
虚白喉忌用。

西瓜霜五钱　　西月石五钱　　飞朱砂六分　　僵蚕五钱　　冰片
五分

金不换

功效尤胜。治疫喉，生肌长肉。

玉钥匙料加　人中白三钱　青黛三钱　西黄三钱　珠粉三钱

加味珠黄散

治喉症立能消肿止疼，化毒生肌。

珠粉七分　西黄五分　琥珀七分　西瓜霜一钱

锡类散

治一切喉痧喉疳，腐烂作痛，痰涎甚多，渴饮难下。此散吹入，能豁痰开肺，去腐生新。

象牙屑四分　壁钱三十个　西黄七厘　冰片五厘　青黛七分

人指甲七厘　珠粉四分

以上吹药，研细末贮瓶，勿令出气。

外贴异功散

治喉症肿痛，用太乙膏上药少许，贴人迎穴，半日起泡，即揭去。

斑蝥①四钱　血竭六分　乳香六分　没药六分　全蝎六分　玄参六分　麝香三分　冰片三分

斑蝥去头翅足，用糯米拌炒，以米色微黄为度，除血竭外，合诸药共研细末，另研血竭，拌匀，磁瓶收贮，勿令出气。

痧毒敷药

三黄二香散

清火解毒。用菜油调敷。

---

① 蝥：原作"毛"，据文义改。

大黄二两　　蒲黄一两　　雄黄二钱　　麝香三分　　冰片三分

冲和膏

消肿止痛。用陈醋、白蜜调，炖温敷。

紫荆皮五两　　独活三两　　白芷三两　　赤芍二两　　石菖蒲两半

紫金锭即玉枢丹

消肿解毒。用陈酒磨敷。

山慈姑二两　　川文蛤（即五倍子）捣破，洗刮内桴，二两　　红大戟一两　　当门子三钱　　千金子二两

验　案

一、**陈右**　年三十余岁，住紫金桥。患喉痧六天，痧布隐隐，壮热，汗泄不多，口渴，咽喉腐烂，汤饮难进，数医不效，举室傍徨，邀余诊治。诊其脉洪数，视舌色前半红绛，中后薄腻而黄。余曰：此温疫之邪化热，半以入营伤津，半以蕴蒸气分。拟清营解毒，清气达邪之剂。犀角地黄汤合竹叶石膏汤，加荆芥、薄荷复方治之，数剂而愈。

二、**王左**　年二十岁，本丹阳人，客居沪上。患烂喉痧甚重，痧痧虽布，壮热不退，烦躁不寐，汤饮难咽。且是新婚之后，阴液早伤，疫火充斥，合家老少，焦灼万分，延余诊治。病已七天。诊脉弦洪而数，舌红绛起刺。余曰：此温疫之邪，化火入营，伤阴劫液，内风欲动，势将痰涌气喘，危在旦夕间矣！随用犀角地黄汤合竹叶石膏汤，加陈金汁、竹沥、珠黄散等药，数日而痊。

三、**夏童**　扬州人，居美租界陈大弄。患时疫喉痧五天。病痧虽已密布，而头面鼻部俱无，俗云白鼻痧，最为凶险。曾经服过疏解药数帖，壮热如焚，烦躁谵语，起坐狂

妄，如见鬼状，彼家以为有祟为患。余诊其脉实大而数，舌红唇焦，咽喉外内关均已腐烂，滴水难咽。余曰：此疫疠之邪化火，阳明腑热薰蒸心包，逼乱神明，非鬼祟也。虽头面鼻部不见痧显，非升麻、葛根可治，随用犀角地黄汤，合白虎汤，加硝黄之品，一面生津清营，一面釜底抽薪。服后过数时，得大便，即能安睡。次日去硝黄，照原方加金汁、竹油、珠黄散，服数剂，即热退神清，咽喉腐烂亦去，不数日而告痊矣。

四、**顾左**　年三十余岁，在沪南开设水果行。患喉痧七天，寒热无汗，痧麻布而隐约，咽喉肿痛，牙关拘紧，甚则语梦如谵。诊其脉郁数不扬，视舌色薄腻而黄。余曰：此疫邪将欲内陷失表之症也。急进麻杏石甘汤，得畅汗，痧麻满布，热解神清，咽喉肿红亦退，数日而安。

五、**李右**　年四十余岁，南京人，住沪城老北门内。因侍他人之喉痧，而随传染。发热五六天，痧麻布而不匀，咽喉肿痛，牙关拘紧，前数医意谓此妇素体阴亏，仅用玄参、薄荷、桑、丹、茅芦根等，方药平淡，而咽关肿闭益甚，喉中痰声漉漉，滴水难下，殊属危急。余诊其脉，郁数不扬，舌不出关，苔薄腻黄。问其便，数日不行。余曰：此温疫之邪，为外寒所束，痰热交阻膈中，壅塞肺胃之间，危在旦夕。随投透痧解毒汤加六神丸、凉膈散、竹沥、白莱菔汁等，解其表邪，通其腑气。一日两剂，服后得汗与便，外以香菜煎水，揩其肌肤，以去外束之寒。次日痧布，喉关渐开，数日而愈。

六、**王右**　喉痧一候，痧麻渐布，咽喉肿痛白腐，身热，口舌前半淡红，中后腻黄，脉濡数而滑，胸闷泛恶，烦躁懊憹。阅前方，辛凉清解，尚属平稳，不过方中有玄参、茅芦根等。据述服后胸闷泛恶，烦躁懊憹，更甚于前，颇觉难以名状。余曰：此痧麻未曾透足，疫疬之邪，郁遏肺胃，不得泄越于外，痰滞交阻中焦，浊垢不得下达之故。仍用透痧解邪，加涤痰导滞之品，如枳实、竹茹、玉枢丹。服二剂，始得痧点透至足心，呕恶烦躁随定，热退，喉腐亦渐渐脱去而愈。但玄参、茅芦根小小寒凉，不可早用，若大寒大凉之剂，可不慎之又慎乎！

七、叶女　住白克路。白喉四天，咽喉左右两关腐烂，蒂丁亦去其半，身热不壮。舌质淡红，中后薄黄，脉象濡数。四日之中，粒米未入。余曰：此疫疬之邪，薰蒸肺胃，心肝之火内炽，用滋阴清肺汤，加川连、通草，一剂，咽喉腐烂渐脱，反觉焮痛。余曰：此腐烂虽去，新肉未生，故焮痛也。仍用原方，加花粉、鲜石斛，因未大便，加生川军三钱，开水泡，绞汁冲服。得大便甚畅，胃热下行，白喉随愈。肺与大肠为表里，腑热下达，肺火亦从下降矣。

八、叶右　住澄衷学校。白喉六天，身热甚壮，咽喉腐烂，汤饮难进，烦闷口渴。连进辛凉清解，毫无应效。意谓此妇，因侍其夫喉痧，而得此疾，深恐其亦出痧麻，未敢骤用滋阴清降。渠发热更甚，烦躁不安，起坐如狂，甚则谵语妄言，咽喉满腐，蒂丁去其大半。舌灰黄，唇焦，脉洪数有方。一派炎炎之势，有痉厥之象。遂投大剂犀角地黄汤，合竹叶石膏汤，一日夜进四剂，即热退神清，咽喉腐烂亦脱，三四日，即愈。此疫疬之邪由口鼻而直入肺胃，疫邪化火，由气入营，伤津劫液，内风欲动，危险之至，得庆更生，亦可谓幸矣。可见有痧麻而喉不腐者，有之；有喉腐，而不出痧麻者，亦有之矣。

九、**傅左**　住塘山路，年廿余岁。患喉痧八天，壮热无汗，微有畏寒，痧麻隐约，布而不显，面色紫暗，咽喉肿腐，滴水难咽，烦躁泛恶，日夜不安。傅氏数房，仅此一子，老母少妻，哭泣求救。余曰：症虽凶险，正气未败，尚可挽回。诊其脉郁数不扬，舌苔腻黄。阅前服之方，竟是滋阴清肺汤等类，随投透痧解毒汤加枳实、竹茹，一日夜服两剂，兼刺少商出血，开闭泄火。服药后，即得畅汗，麻痧渐布，面色转红，咽喉肿腐亦减，连进数剂，三四日即愈。喉痧之症，有汗则生，验之信然。

十、**刘右**　年廿岁，住美界靶子路。患喉痧四天，痧麻虽布，麻色紫暗，发热烦躁，梦语如谵，咽喉肿腐，不能咽饮。适值经临之际。前医以其热壮神糊，早投清凉，鲜生地、鲜石斛、茅芦根等，据述即腹中绞痛，少腹结块，大便溏泄，壮热即衰，痧点即隐，谵语撮空，牙关拘紧，痰多气粗。邀余往诊。其脉空数无神，亦不能视其舌色。余曰：此温疫之邪，已陷入三阴，血凝毒滞，残阳欲绝，无药可救。果于是晚而殁。早投寒凉，百无一生，过用疏散，尚可挽回，益信然也。

十一、**周童**　住中法学堂后面。患喉痧八天，痧虽布而未透足，热势不退，喉关肿腐，颈项左右肿硬疼痛，欲成痧毒。加之泄泻，苔黄，脉滑数，颇有内陷之象。拟葛根黄芩黄连汤，服后，即得汗，热减，泄泻即止。而痧毒肿硬益甚，喉关肿腐不脱，汤饮难进。用败毒汤，去牛蒡加玄参，并外敷药，痧毒即消，咽喉肿腐亦去，数日而安。

余行道数十年，诊治烂喉痧麻之症，不下万余人。仅录十数案于上，汗清下三法，皆在其中。《内经》云：知其要者，一言而终；不知其要者，流散无穷。信不诬也。

录慈溪邵琴夫先生《喉痧有烂喉白喉之异论》

喉痧一证，皆因温疫之气。由口鼻吸入，直犯肺胃，流行经络，蕴而为患。上窜肺系（喉名肺系）则肿痛（外治异功散，外治蒜泥拔毒散，烂喉白喉皆可按法施治），外达皮肤为痧疹。而医者治法，或从透解，或从清化，往往有效有不效，虚实之间，不可不早辨也。试先就烂喉论之。其证多发于冬春之间，良由冬不藏阳，无冰少雪，温邪为寒所束。初起形寒头疼，胸闷鼻塞，喷嚏咳嗽，发热泛恶。脉来濡细，或现浮洪，浑身痠痛（火为寒郁，邪热由气分而达血分），咽喉赤肿（或旁见白点亦见之），宜乘势表散，取火郁发之之义。其有颈之两旁，肿出如瓮者，即俗所谓喉痧袋是也。宜加解毒退肿之品（姜蚕、赤芍、射干、马勃、生草、贝母、樱桃核、青线纱线，外用冲和赶毒散，方见外科，研末，用枝桂一钱、附子七分，煎水，入陈酒调涂其上，以手巾围里，如嫌干燥作痛，可入蜂蜜同调即润）。其有颜若渥丹，痧不出肌者，乃风寒外束，皮毛密闭也。亦有余处皆见，面部独否者，即俗呼为白面痧、白鼻痧也（阳气从上头面愈多者吉）。总宜发散开达。再加发表透邪之剂（西河柳、雄猪粪、紫背萍或麻黄、雄粪闷痧可用），俟其汗畅（是症有汗则生，无汗则死），痧透（粒细而红，密布无闲），邪从外泄，胸闷渐舒，喉痛即轻。倘执《内经》诸痛属火，红肿为热，而用苦寒抑遏（清火适以动火），或佐辛凉疏散，以为双解之法，必致痧不透达，喉即腐烂，悬痈白腐，壮热呓

语，肌肤无汗，齿鼻流血，舌缩唇焦，气促痰升，音哑口
噤，惊痫泄泻，发痉发厥，邪从内窜，命归泉路。至于白
喉，乃阴虚之体，适值燥气流行（阴被热灼），或多食辛辣，
过食煎炒，热伏于胃（阳明有余，少阴不足），胃失降令，
上迫于肺（肺之灼由于胃之蒸）。初起脉象浮紧（肺气虚损
未形），发热（郁勃之火，全集肺胃），恶寒（火极似水），
头疼背胀，神疲骨楚，喉中或极痛，或微痛，或不痛，而觉
介介如梗状（此时热毒内盛，气化不宣）。有随发而白随现
者，有至二三日而始现者（此症喉中一白，寒热自除），或
白点白条白块，渐至满喉皆白，如粉皮样者（乃肺虚见本象
也）。此症多见于小儿。想稚年纯阳，阴气未足，肺更娇嫩
也。且格外强躁，不令细视者。以心肺相通，肺热炽甚，心
气不宁也。治法宜以滋清为主。若见胸脘胀闷者，佐以扫除
其中，溲便闭塞者，佐以开导其下（客岁杨士章夫人，患喉
症，误表增剧，投以养阴清肺汤而痊，于此可见一斑。邵彭
寿母，甲午秋患喉症，投大承气汤而愈，此釜底抽薪法也）。
则或发痧疹（邪从外泄），或便粘痰（邪从下泄），可冀霍
然。昧者妄投辛散，犹天气旱亢，非雨不润，煽之以风，则
燥更甚。迨肺阴告竭，肾水亦涸，逐令鼻塞音哑，痰壅气
喘，咽干无涎，白块自落，鼻孔流血，面唇皆青，恶候叠
见，难为力矣。是故犹是风热（烂喉白喉总名喉痧），有因
风而热者，风生则火自熄（烂喉所以宜外解也）。有因热而
生风者，热退则风自灭（白烂所以宜内清也）。古人治法，
一则曰升阳散火，一则曰滋阴降火，岂两端其说，以生后人
疑窦哉。外因内因，不容混也。

　　琴夫茂才，邵大年先生之孙，痧痘圣手也，悉心医学，

无微不至。在沪时常与余讨论，良深佩服。今读白喉烂喉论，分析应表、忌表各治法，实为当世良医，洵为后起之秀。沪地人烟稠密，蕴郁之气必甚，非比北地亢燥之气，故患烂喉多而白喉少。若将白喉之方，以治烂喉，贻害非浅。至于果患白喉，理应清润，临诊亦不可不察耳。倘邵君在沪，定能挽回陋习，沪地人命，决不遭如此大劫也。

沪滨聋道人张骧云评

　　琴夫先生论喉痧应表，有汗则生；白喉忌表，误表则危之说，确切病情，洵医家不易良箴。余读其论，如见其人，诚儿科中之妙手也。谨录之为后学之津梁。

孟河思补山房丁甘仁识

录元和金保三先生《烂喉痧疹辑要》说

　　烂喉痧疹，至危之症也。寒暖非时，染成厉毒，一乡传染相同，即是天行之瘟疫也。与寻常咽喉，通行痧疹，俱迥然不同。道光丙戌、己酉两年，吴下大盛，余亲友患者甚众。医者不能深察，杂用寒凉，目击死亡者夥矣。良由冬不藏阳，无冰少雪，温邪为寒所束。若乘势表散，邪从畅汗者得生，否则无有不殒命者。予亦患此症，赖陈君莘田，重为表汗，始得痧透而痊。由是潜究喉科痧症诸书，颇自致疑。后得《经验阐解》一编，不著譔人姓氏，寥寥数页，要言不烦，痧疹治法，另辟一途，足补喉科之未备。余于此症，固已深知灼见矣，固考古证今，删增阐解原文，备采要法，著为此编。非逞臆说也，实以阅历有年，方知此症重在发表，不在治喉。其喉科自有全书，毋庸夹杂。若乃此症，四时皆有，随时活变。总之，畅汗为第一义也。

叶天士先生烂喉痧医案

雍正癸丑年间以来，有烂喉痧一症，发于冬春之际，不分老幼，遍相传染。发则壮热烦渴，痧密肌红，宛如锦纹，咽喉疼痛肿烂，一团火热内炽。医家见其热火甚也，投以犀、羚、芩、连、栀、膏之类，辄至隐伏昏闭，或喉烂废食。延挨不治，或便泻内陷，转眼凶危。医者束手，病家委之于命。孰知初起之时，频进解肌散表，温毒外达，多有生者。《内经》所谓微者逆之，甚者从之。火热之甚，寒凉强遏，多致不救，良可慨也！

喉痧应表，如不透表，必致变端，读此案可知。凡遇烂喉痹痧，以得畅汗为第一要义。

甘仁识

录《烂喉痹痧经验阐解》

近年喉痧一症，日甚一日，且多殒命者，其何故也？只缘舍本求末，重于咽喉，忽于痧子，早进寒凉，遏伏厉邪之故耳。盖天有六气，俱能生杀万物。凡疾风暴雨，酷暑严寒，四时不正之气，即为厉气，人若感之，便能为害。迩年天道南行，冬不藏阳，每多温暖，及至春令，反有暴寒折伏，皆为非时不正之厉气，感触者，蕴酿成病。所以其症发必一方，长幼男女相似，互为传染，与疠疫同。禀气旺者，虽感重邪，其发亦轻；禀气弱者，即感微邪，其发亦重。夫人肺主一身之气，肺主皮毛，脾主肌肉。肺开窍于喉鼻，鼻气通于天气。受邪之时，从口鼻入于肺脾，而出于肌表。当厉毒发作之时，热淫之气，浮越于肺之经隧，所以必现咽喉肿痛，鼻塞、喷嚏、咳嗽、胸闷、呕恶、浑身痠痛等形。此非厉邪痧子为本，咽喉咳嗽等形为末乎。今医不究其受病之因，乃执《内经》诸痛属火，红肿为热，急进寒凉，甚至用犀、羚、石膏、金汁、黄连等味，稍兼辛凉表散，以为双解之法。体质强旺者，幸藉元气充足，或以敌邪致愈；禀单弱者，即变音哑喉腐，气促腹泻，齿鼻流血，舌缩唇焦，肤干无汗，发厥口噤，种种险候。医家见之，犹日病重药轻，更以寒凉倍进，必致痧毒内陷，燔灼愈腾，喉闭痰升，命归泉路。要知头面红肿焮赤，正痧毒外达之势，当此之时，须进表散开达之剂；寒凉清解等药，一味不可兼杂。使其痧从汗透，则其毒自然不留。其毒既泄，咽喉岂有不愈。所以先贤诸败毒散中，皆用表散，亦同此意命名也。余非业医者，因从前子女惨遭其害，爰是潜心医学，研究岁运司天，数年以来，稍悟一斑。凡有亲友患此症者，商治于余，皆以表散开达为主，直待痧回肿退，鼻有清涕，遍身作瘰脱皮，方进凉血清解之味，靡不应手速效。近见苏杭此症盛行，殒命者不少。予仰体上苍好生之德，敢将一得管见，布告四方，并非立异忌能，炫玉求售。惟冀医林高士，药业仁人，鉴余微忱，勿加讪詈，则患者幸甚，余亦幸甚。

此论透达，佚其姓字，诚高尚士也。所论痂痧发表清解等法，头头是道，于此症经验宏富，已见一斑。沪上有某医，以喉科著名，遇喉症，无论喉痧白喉，概以银、翘、金锁匙、挂金灯等品，混统治之，更加石斛、沙参，吾不知其依据何法，若见此论，问心能无亏乎。

甘仁识

论　症

凡形寒壮热，咽喉肿痛，头痛咳嗽胸闷，鼻塞呕恶，两目汪汪，手足指冷，脉来濡数，或见浮数，此即厉邪痧症。须进后方荆防葛根汤两三剂，俟其畅汗，痧点透至足心，舌有杨梅刺，方进辛凉清解之味。总之，痧慎于始，若有一毫胸闷未清，便是痧症未透，不可早进寒凉遏伏，以致不治。

凡痧症欲出未出之时，宜早为发散，以解其毒，则无余患。若不预解，使之尽出，或早投寒凉遏伏，多致毒蓄于中，或为壮热，日久枯瘁，或成惊痫，或为泻痢，或为泻痢腐烂，咳血喘促，或作浮肿疳蚀而死。此虽一时戾气之染，然未有不由于人事之未尽也。

凡痧疹逡巡不出者，乃风寒外束，皮肤闭塞也，宜荆防葛根汤主之。外用芫荽酒、苎麻蘸酒运之，恐露体冒风，可不必用。

咽喉如有肿痛腐烂者，宜用玉钥匙散频频吹之。

凡形寒发热，面若装朱，痧不出肌，即现上吐下泻，腹痛如绞，甚至发厥口噤，目闭神昏。此乃内挟湿滞痧秽，外感戾毒，暴寒折伏，表里为病，阴阳不通，最属危候，每至朝发夕死，不能过两三日。若投寒凉清解，有如操刀急进。藿香正气散如煨葛根、牛蒡子、蝉衣、焦曲等味，一两剂得畅汗，吐泻厥止痛停，痧得焮赤，俟过三日，庶无妨碍。但此症吐泻之后，津液大伤，必然发渴思冷，切勿与吞冷水、甘蔗、水梨一切寒凉之物，切忌切忌！

凡热邪壅于肺，逆传于包络，痧疹不得出，或已出而复没者，乃风寒所遏而然。若不早治，毒必内攻，以致喘急音哑而死。急用升麻葛根汤，加荆芥、牛蒡子、桔梗、蝉退、樱桃核、浮萍草、枇杷叶等煎服；外用芫荽酒、苎麻蘸酒运之。痧疹复出，喘定，乃可无虞。倘体质单弱者，不能透达，须用透邪煎，或柴归饮发之。

如进二汤，仍不焮赤者，急进托里举斑汤。

凡痧疹只怕不能出，若出得畅尽，其毒便解。故治痧疹者，贵慎于始。发热之时，当察时令寒热，酌而治之，倘时令严寒，即桂枝葛根汤，或麻黄汤俱可用，勿拘辛温迟疑。二汤内俱加入牛蒡子、蝉衣、桔梗发之；如果热火充炽，稍加生石膏三四钱亦可。倘时令平和，以荆防葛根汤，加浮萍草发之，务使发得透畅，莫使其丝毫逗留，以致生变缠绵。痧后切忌大荤海鲜，酸盐涩辣之物，以杜后患，切嘱。

凡服表散之剂，必得汗至足心，痧痧透，咽痛止，胸闷舒，方无余邪。若有痧汗少，或痧现即隐，症势最险。或痧后重感风邪，或食新鲜发物，必有余毒为患，俗称痧尾是也，痧膨、痧癫、痧痨内外诸症百出，慎之。

凡服事之人，最为要紧。必须老成可靠者，终日终夜，不得倦怠，人不可脱离，以被紧盖，出汗后不可使露，致汗不畅。若任性贪凉，虽方药中病，亦难奏效。盖痧邪当发出之时，病人每闷不可耐，稍一反侧于被内，使露以为适意，痧点即隐，毒从内陷，适意乃速死之道也。

凡痧多属于肺，阳气从上，头面愈多者为吉。若余处见，而面部不见者，名白面痧、白鼻痧，症最重，必多用升发之剂。至于痦多属于脾，隐在皮肤之间，或成块如云头而突，多起于手足身背之上，发则多痒，或麻木，是兼湿痰之故，药宜佐以渗湿祛痰。有先见痦后见痧，亦有痧而不痦，痧而不痖，亦有喉腐不见痧痖者，表汗则一也。

凡喉痧由来已久。《纲目》云：天行喉痧，一乡相似，属运气之邪火，或寒药下之，酸药点之，郁其邪于内，不得出也。《正传》云：火性急速，发必暴悍。必以从治之法，甘、桔、荆、防，加以温药为导，徐徐频与，不可顿服，切不可骤用寒凉之药。缪仲醇曰：痧疹不宜依症施治，惟当治肺，使痧症发出，则了无余蕴矣。

凡神昏谵语，惟当透肺邪，不宜用寒凉。即使痧回脱皮，舌红唇燥，余火炽盛，只须轻清泄肺为主。是集后方药中所不载者，明眼人当深知意。

凡咽喉闭，毒气归心，胸前肿满，气喘促，下部洞泄不止者，死。若初起咽腐，呕吐清水，神昏谵语，目光上窜，脉涩伏，痰声如锯者，不治。又三四日内，津涸舌光，唇齿焦黑，鼻煽口张，目无神者，亦不治。

此以上所论，专为治痖痧烂喉之症。凡遇白喉，一味不可用也。临证之际，须细辨之。

要方备查

荆防葛根汤

葛根钱半（或一钱）　　牛蒡子三钱　　桔梗钱半　　荆芥钱半　　杏仁枳壳一钱　　生甘草四分　　土贝三钱，去心研　　炒防风钱半　　加浮萍草三钱　　防风　　荆芥不炒亦可

升麻葛根汤（痧点隐隐不透者，用之）

升麻五分　　葛根钱半　　赤芍钱半　　荆芥钱半　　牛蒡三钱　　桔梗一钱　　蝉衣一钱　　樱桃核三钱　　浮萍草二钱　　生甘草四分

托里举斑汤

升麻一钱（见点后不可用）　　柴胡五分　归身五分（泻者勿用）
赤芍一钱　酒炒浮萍三钱　水炙甘草五分

原方白芷一钱，制山甲一钱，当酌用之。蝉衣、牛蒡、荆芥、象贝随症可加，惟便溏泄者，去牛蒡为是。

透邪煎（柴归饮与此相同加柴胡）

防风　荆芥　升麻　炙草　蝉衣　牛蒡　归身　赤芍

藿香正气散（茅术、川朴，湿重舌白腻者用）

苏叶　藿梗　桔梗　陈皮　制茅术　厚朴　生甘草　牛蒡　茯苓　焦神曲　半夏曲　煨葛根

申字漱喉散

元明粉七两　雄黄二钱

上研细末，用二三钱，调入萝卜汁，炖温一大碗，以毛笔蘸汁洗扫之；或漱喉，吐去老痰。如有杜牛膝打汁调和，更妙，但不可多咽，防作泻。

辰字探吐方

治牙关紧闭，吐药之最灵者。真胆矾三钱。即石胆也，冬月用青鱼胆拌，阴干，研极细末，水调送下。此药入口，无有不呕者，一切喉肿、乳蛾，吐出顽痰立松，如无青鱼胆制者，亦可用。

一字散

猪牙皂角七钱　雄黄二钱　生矾藜芦各一钱　蝎尾七枚

上药末，吹少许入鼻，即吐痰。皂角捣烂一味，醋调入喉四五匙亦吐。

刺法

少商穴在大指内侧之端，去爪甲角如韭菜许，左右同。

以针刺出血，治喉闭。委中穴，在膝盖对后，大小腿交界缝
中，治同之。

急治法

凡喉症初起。一日内，头顶有红点一粒，急将银针挑
破，挤出毒血，用姜水蘸桐油擦之。若过一周时，此点
即隐。

卷 七

孟河丁泽周甘仁著　长孙济万编辑

及门诸子程门雪、朱振声、陶可箴、钱乃振、刘佐彤、宋大仁同参

痹 症 门

杨右　手足痹痛微肿，按之则痛更剧，手不能招举，足不能步履，已延两月余。脉弦小而数，舌边红，苔腻黄。小溲短少，大便燥结。体丰之质，多湿多痰，性情躁急，多郁多火，外风引动内风，挟素蕴之湿痰入络，络热血瘀不通，不通则痛。书云：阳气多，阴气少，则为热痹，此症是也。专清络热为主，热清则风自熄，风静则痛可止。

羚羊片一钱，先煎　鲜石斛三钱　嫩白薇钱半　生赤芍二钱生甘草五分　茺蔚子三钱　鲜竹茹二钱　丝瓜络二钱　忍冬藤四钱　夜交藤四钱　嫩桑枝四钱　大地龙二钱，酒洗

复诊　前清络热，已服十剂，手足痹痛十去六七，肿势亦退，风静火平也。惟手足未能举动，舌质光红，脉数渐缓，口干欲饮，小溲短少，腑行燥结。血不养筋，津液既不能上承，又无以下润也。前方获效，毋庸更张。

原方去大地龙，加天花粉三钱。

又服十剂，痹痛已止，惟手足乏力。去羚羊片、白薇、鲜石斛，加紫丹参二钱、全当归三钱、西秦艽钱半、怀牛膝

二钱。

　　严右　腰髀痹痛，连及胯腹，痛甚则泛恶清涎，纳谷减少，难于转侧。腰为少阴之府，髀为太阳之经，胯腹为厥阴之界。产后血虚，风寒湿乘隙入太阳、少阴、厥阴之络，荣卫痹塞不通，气上逆，挟痰湿阻于中焦，胃失下顺之旨。脉象尺部沉细，寸关弦涩，苔薄腻。书云：风胜为行痹，寒胜为痛痹，湿胜为着痹。痛为寒痛，寒郁湿着，显然可见。羌延两月之久，前师谓肝气入络者，又谓血不养筋者，理亦近是，究未能审其致病之源。鄙拟独活寄生汤，合吴茱萸汤加味，温经达邪，泄肝化饮。

　　紫丹参二钱　云茯苓三钱　全当归二钱　大白芍钱半　川桂枝六分　青防风一钱　厚杜仲二钱　怀牛膝二钱　熟附片一钱　北细辛三分　仙半夏三钱　淡吴萸五分　川独活一钱　桑寄生二钱

　　服药五剂，腰髀胯腹痹痛大减，泛恶亦止，惟六日未更衣，饮食无味。去细辛、半夏，加砂仁七分，半硫丸钱半，吞服。又服两剂，腑气已通，谷食亦香。去半硫丸、吴萸，加生白术钱半、生黄芪三钱。服十剂，诸恙均愈，得以全功。足见对症用药，其效必速。孙济万志。

　　汪翁　腰痛偏左如折，起坐不得，痛甚则四肢震动，形瘦骨立，食少神疲，延一月余。诊脉虚弦而浮。浮为风象，弦为肝旺。七秩之年，气血必虚，竹叙之时，电风入肾，气虚不能托邪外出，血虚无以流通脉络，故腰痛若此之甚也。拙拟大剂玉屏风，改散为饮。

　　生黄芪五钱　青防风五钱　生白术三钱　生甘草六分　全当归二钱　大白芍二钱　厚杜仲三钱　广木香五分　陈广皮一钱

　　此方服后，一剂知，二剂已。方中木香陈皮二味，止痛须理气之意也。孙济万志。

　　黄左　髀部痹痛，连及腿足，不能步履，有似痿躄之状，已延两月之久。痿躄不痛，痛则为痹。脉左弦滑，右濡滑。风寒湿三气杂至，合而为痹。痹者闭也，气血不能流通所致。拟蠲痹汤加减，温荣去风，化湿通络。

　　全当归二钱　大白芍钱半　桂枝六分　清炙草六分　紫丹参二钱　云茯苓三钱　秦艽二钱　牛膝二钱　独活一钱　海风藤三钱　防己二钱　延胡索一钱　嫩桑枝三钱　陈木瓜钱半

　　李左　鹤膝风生于右膝盖，大如斗许，漫肿疼痛，足踝亦浮肿而不能移动。寒热早轻暮重，口渴。舌灰糙，脉弦小而数。针砭药饵，遍尝无效，已延两月之久，痛苦不堪名状。良由气血两亏，风化为火，寒化为热，湿郁酿痰，稽留经络之间，荣卫凝涩不通，不通则痛。热胜则纵，湿胜则肿。阴愈伤而热愈炽，气益虚而邪益锢。经云：邪之所凑，其气必虚。旨哉此言。今拟益气去邪，清热通络，冀望痛止肿退，为第一要着。

　　生黄芪五钱　鲜石斛五钱　茺蔚子三钱　京赤芍三钱　忍冬藤三钱　木防己三钱　肥知母钱半　天花粉三钱　淮牛膝三钱　六一散三钱，包　嫩桑枝四钱　大地龙二钱，酒洗

　　此症服两剂痛大减，十剂后肿渐消。去地龙，加紫丹参二钱、西秦艽二钱。又服十剂，痛止肿消，不过未能步履。

去石斛、花粉、知母、六一散，加炙鳖甲四钱、生苡仁四钱、陈木瓜钱半、松节二钱。又服十剂，得以全功。家祖治鹤膝风，用阳和汤治疗者甚多，而此症独甘寒清化，可见病情变化，不能执一也。孙济万志。

风为阴之阳，中人最速，其性善走，窜入经络，故肢节作疼。今见上下左右无定，名目行痹。脉弦细而涩。阴分素亏，邪风乘虚入络，荣卫不能流通。当宜和荣去风，化湿通络。

全当归二钱　大川芎八分　威灵仙钱半　嫩桑枝四钱　大白芍二钱　晚蚕沙三钱，包　海风藤三钱　西秦艽二钱　青防风二钱　甘草八分

风寒湿三气杂至，合而为痹。风胜为行痹，寒胜为痛痹，湿胜为着痹。髀骨痠痛，入夜尤甚，亦痹之类。脉象沉细而涩。肝脾肾三阴不足，风寒湿三气入络，与宿瘀留恋，所以痠痛入夜尤甚也。拟独活寄生汤加味。

全当归二钱　西秦艽二钱　厚杜仲三钱　云茯苓三钱　大白芍二钱　青防风一钱　川独活一钱　五加皮三钱　紫丹参二钱　川桂枝四分　桑寄生三钱　嫩桑枝四钱　炙甘草五分　小活络丹一粒，入煎　怀牛膝二钱

足跟疼痛，不便步履。足跟乃肾脉发源之地，肝经所过之路，肝肾两亏，经脉失于荣养。肝主筋，肾主骨。当宜培养肝肾，和荣通络。

中生地三钱　厚杜仲三钱　炒淮牛膝二钱　嫩桑枝四钱　白归身二钱　川断肉三钱　甘杞子三钱　潼蒺藜三钱　大白芍二钱　杜狗脊三钱　六味地黄丸三钱，包煎

脉滑而有力，舌苔薄腻，骨痛彻背，夜寐不安。此乃痰

浊积于胸中，横窜络道。胸为清阳之府，如离照当空，不受纤翳，浊阴上僭，清阳被蒙，膻中之气窒塞不宣。症属缠绵，当宜《金匮》瓜蒌薤白半夏汤加味，辛开苦降，滑利气机。

瓜蒌皮四钱　仙半夏二钱　云茯苓三钱　薤白头钱半，酒炒　江枳壳一钱　广陈皮一钱　潼蒺藜三钱　广郁金钱半

左肩髀痹痛已久，连投去风之剂，依然如故。经云：邪之所凑，其气必虚。气阴两亏，痰湿留恋经络，荣卫不能流通。拟玉屏风散加味，益气养阴，化痰通络。

生黄芪三钱　细生地三钱　西秦艽二钱　竹沥半夏二钱　青防风二钱　甘菊花三钱　广陈皮一钱　炒竹茹二钱　生白术二钱　京玄参二钱　煨木香八分　嫩桑枝四钱　大地龙二钱，酒洗　指迷茯苓丸三钱，包煎

钱左　初起寒热，继则脐腹膨胀，右髀部痠痛，连及腿足，不能举动，小溲短赤，腑行燥结。舌苔腻黄，脉象濡滑而数。伏邪湿热挟滞，互阻募原，枢机不和，则生寒热；厥阴横逆，脾失健运，阳明通降失司，则生膜胀。痹痛由于风湿，经络之病，连及脏腑，弥生枝节。姑拟健运分消，化湿通络，冀其应手为幸！

清水豆卷四钱　茯苓皮四钱　枳实炭一钱　嫩白薇一钱五分　冬瓜子三钱　通草八分　全瓜蒌四钱，切　郁李仁三钱，研　西秦艽一钱五分　大麻仁四钱，研　木防己二钱　肥知母二钱　地枯萝三钱

二诊　脐气通，脐腹胀势亦减，纳少，渴不多饮，小溲短赤。右背部痹痛，连及腿足，不便步履。苔薄腻黄，脉象濡数。阴液本亏，湿热气滞互阻募原之间，肝失疏泄，脾失

健运，络中风湿留恋，荣卫不得流通，还虑缠绵增剧。再宜健运分消，化湿通络。

清水豆卷三钱　连皮苓四钱　枳实炭一钱　益元散三钱，包天花粉二钱　猪苓二钱　陈广皮一钱　西秦艽二钱　生熟苡仁各三钱　通草八分　大腹皮三钱　地枯萝三钱　小温中丸钱半　冬瓜皮三钱

三诊　腑气通而溏薄，脐腹胀势已能渐消，小溲亦利。右髀部漫肿，痹痛大轻，但不便步履耳。脉象虚弦而数，舌边红，苔薄腻。阴分本亏，肝脾气滞，蕴湿浊气，凝聚募原，络中痰瘀未楚，荣卫不能流通。效不更方，仍宗原意出入。

川石斛三钱　西秦艽二钱　地枯萝三钱　冬瓜子三钱　连皮苓四钱　陈广皮一钱　木防己二钱　川牛膝二钱　生白术一钱五分　大腹皮二钱　藏红花八分　炒苡仁三钱　嫩桑枝三钱

痿 症 门

封右　温病后，阴液已伤，虚火烁金，肺热叶焦，则生痿躄。两足不能任地，咳呛，咯痰不爽，谷食减少，咽喉干燥。脉濡滑而数，舌质红苔黄。延经数月，恙根已深，姑宜养肺阴，清阳明。下病治上，乃古之成法。

南沙参三钱　川石斛三钱　天花粉三钱　生甘草五分　川贝母三钱　肥知母钱半　瓜蒌皮三钱　甜光杏三钱　络石藤三钱　怀牛膝二钱　嫩桑枝三钱　冬瓜子三钱　活芦根一尺，去节

二诊　前进养肺阴清阳明之剂，已服十帖，咳呛内热，均见轻减，两足痿软不能任地。痿者萎也，如草木之萎，无

雨露以灌溉，欲草木之荣茂，必得雨露之濡润；欲两足之不痿，必赖肺液以输布，能下荫于肝肾，肝得血则筋舒，肾得养则骨强，阴血充足，络热自清。治痿独取阳明，清阳明之热，滋肺金之阴，以阳明能主润宗筋而流利机关也。

大麦冬二钱 北沙参三钱 抱茯神三钱 淮山药三钱 细生地四钱 肥知母钱半 川贝母二钱 天花粉三钱 络石藤二钱 怀牛膝二钱 嫩桑枝三钱

三诊 五脏之热，皆能成痿，书有五痿之称，不独肺热叶焦也。然而虽有五，实则有二，热痿也、湿痿也。如草木久无雨露则萎，草木久被湿遏亦萎，两足痿躄，亦犹是也。今脉濡数，舌质红绛，此热痿也。叠进清阳明滋肺阴以来，两足虽不能步履，已能自行举起之象，药病尚觉合宜。仍守原法，加入益精养血之品，徐图功效。

北沙参三钱 大麦冬二钱 茯神三钱 淮山药三钱 川石斛三钱 小生地三钱 肥知母钱半 怀牛膝二钱 络石藤三钱 茺蔚子三钱 嫩桑枝三钱 猪脊髓两条，酒洗入煎 虎潜丸三钱，清晨淡盐汤送服

程左 初病脚气浮肿，继则肿虽消而痿软不能步履。舌淡白，脉濡缓，谷食衰少。此湿热由外入内，由肌肉而入筋络，络脉壅塞，气血凝滞，此湿痿也。经云：湿热不攘，大筋软短，小筋弛长。软短为拘，弛张为痿是也。湿性粘腻，最为缠绵。治宜崇土逐湿，去瘀通络。

连皮苓四钱 福泽泻钱半 木防己三钱 全当归二钱 白术钱半 苍术一钱 陈皮一钱 川牛膝二钱 杜红花八分 生苡仁四钱 陈木瓜三钱 西秦艽钱半 紫丹参二钱 嫩桑枝三钱

另：茅山苍术一斤，米泔水浸七日，饭锅上蒸九次，晒干，研细末，加苡米半斤，酒炒桑枝半斤，煎汤泛丸，每服三钱，空心开水吞下。

此方服五十余剂，丸药两料，渐渐而愈。

李左 两足痿软，不便步履，按脉尺弱寸关弦数，此乃肺肾阴亏，络有蕴热，经所谓肺热叶焦，则生痿躄是也。阳明为十二经脉之长，治痿独取阳明者，以阳明主润宗筋，宗筋主束骨而利机关也。症势缠绵，非易速痊。

南北沙参各钱半　鲜生地三钱　川黄柏钱半　丝瓜络二钱　川石斛三钱　生苡仁三钱　肥知母钱半　大麦冬三钱　陈木瓜二钱　络石藤三钱　虎潜丸三钱，包煎

家祖行道数十载，治痿不下百数十案，以浅见而论，只有热痿、湿痿两端，故所录只此。孙济万志。

消 渴 门

尹左 诊脉左三部弦数，右三部滑数，太溪细弱，跌阳濡数。见症饮食不充肌肤，神疲乏力，虚里穴动，自汗盗汗，头眩眼花。皆由阴液亏耗，不能涵木，肝阳上僭，心神不得安宁。虚阳逼津液而外泄则多汗，消灼胃阴则消谷。头面烘热，汗后畏冷，营虚失于内守，卫虚失于外护故也。脉数不减，颇虑延成消症。姑拟养肺阴以柔肝木，清胃阳而宁心神，俾得阴平阳秘，水升火降，方能渐入佳境。

大生地四钱　抱茯神三钱　潼蒺藜三钱　川贝母二钱　浮小

麦四钱　生白芍钱半　左牡蛎四钱　熟女贞三钱　天花粉三钱肥玉竹三钱　花龙骨三钱　冬虫夏草二钱　五味子三分

　　二诊　心为君主之官，肝为将军之官。曲运劳乎心，谋虑劳乎肝。心肝之阴既伤，心肝之阳上亢，消灼胃阴，胃热炽盛，饮食入胃，不生津液，既不能灌溉于五脏，又不能输运于筋骨。是以饮食如常，足膝软弱。汗为心之液，心阳逼津液而外泄则多汗；阴不敛阳，阳升于上则头部眩晕，面部烘热，且又心悸。胃之大络名虚里，虚里穴动，胃虚故也。脉象左三部弦数，右三部滑数，太溪细弱，趺阳濡数，唇红舌光，微有苔意，一派阴液亏耗，虚火上炎之象，此所谓独阳不生，独阴不长也。必须地气上升，天气始得下降。今拟滋养肺阴，以柔肝木，蒸腾肾气，而安心神。务使阴阳和协，庶成既济之象。

　　北沙参三钱　抱茯神三钱　五味子三分　肥玉竹三钱　天麦冬各二钱　左牡蛎四钱　生白芍二钱　川贝母二钱　大生地四钱花龙骨三钱　潼蒺藜三钱　制黄精三钱　浮小麦四钱　金匮肾气丸包，四钱

　　三诊　饮食入胃，不生津液，始不为肌肤，继不为筋骨。书谓食㑊①见症，已著前章矣。阴液亏耗，肝阳上僭，水不制火，火不归宅。两进养肺阴以柔肝木，益肾阴而安心神之剂，尚觉合度。诊脉弦数较和，细数依然，仍守原意出入，俾得阴阳和协，水火既济，则入胃之饮食，自能生化精微，灌溉于五脏，洒陈于六腑。第是恙延已久，断非能克日奏功也。

————————————

　　①　食㑊（yì，音易）：即食郁，郁证之一。由气机不利，食滞不消所致的郁证。

照前方去金匮肾气丸、五味子、制黄精，加淮山药三钱、盐水炒杜仲三钱、上桂心四分二十换。

何左　多饮为上消，多食为中消，多溲为下消。经云：二阳结谓之消。《金匮》云：厥阴之为病为消。皆由阴分不足，厥阴之火消灼胃阴，津少上承。拟育阴生津法。

大麦冬三钱　川石斛三钱　瓜蒌皮二钱　北秫米三钱，包　大生地四钱　天花粉三钱　淮山药三钱　川贝母二钱　金匮肾气丸三钱，包　南北沙参各三钱　生甘草六分

上消多渴，下消多溲；上消属肺，下消属肾。肺肾阴伤，胃火内炽，治火无益。宜壮水之主，以制阳光。

大生地四钱　生甘草八分　川贝母二钱　粉丹皮钱半　川石斛三钱　天花粉三钱　肥知母钱半　生白芍二钱　大麦冬三钱　炙乌梅四分　活芦根一尺，去节　青皮甘蔗三两，劈开入煎

痉 症 门

陈幼　两目上窜，时剧时轻。今晚角弓反张，脐腹疼胀，舌强不利吮乳。舌尖边淡红，中后薄腻，脉濡弱，哭声不扬。气阴暗伤，虚风内动，痰热逗留，肺胃气机窒塞，窍道不通。与熄风安神，化痰宣肺法。

煅石决三钱　朱茯神三钱　川象贝各二钱　嫩钩钩三钱，后下　青龙齿三钱　炙远志一钱　陈木瓜二钱　山慈①姑片五分　净蝉

---

① 慈：原作"茨"，据文义改。下同。

衣八分　炙僵①蚕三钱　珍珠粉一分，冲服　金器一具，入煎

　　二诊　角弓反张之势已和，舌强不利吮乳。手足心热，哭泣声哑，脉象弦细。风阳挟痰热上阻廉泉，横窜络道，肺胃气机窒塞不宣。再拟熄风涤痰，清热宣肺。

　　霜桑叶二钱　朱茯神三钱　川象贝各二钱　嫩白薇一钱五分　甘菊花三钱　远志肉一钱　炙僵蚕三钱　青龙齿三钱　净蝉衣八分　煅石决三钱　山慈姑片四分　嫩钩钩三钱，后入　淡竹沥一两，冲服　真猴枣珍珠粉各一分，冲服　金器一具，入煎

　　朱幼　初病伏邪化热，销烁阴液，发热口渴，唇皮焦燥。过服清凉，以致脾阳受伤，清气下陷，小溲清长，而大便溏泄也。势成慢惊重症。急拟温肾运脾。

　　煨葛根二钱　炒於术一钱五分　陈广皮一钱　扁豆衣三钱　熟附片八分　炙甘草五分　焦谷芽三钱　炮姜炭四分　炒淮药三钱　干荷叶一角

　　冯幼　先天不足，后天又弱。吐泻已久，神疲内热，口干不多饮。舌质红，脉纹红紫带青，已过气关。呕吐伤胃，泄泻伤脾，脾阳胃阴两伤，肝木来乘，所谓阴虚生内热，阳陷则飧泄也。渐入慢惊一途，恐鞭长莫及矣。勉拟连理汤加味，温养脾胃，抑木和中，以望转机。

　　炒潞党参钱半　炙甘草四分　炮姜炭三分　焦谷芽三钱　陈木瓜二钱　陈广皮一钱　云茯苓三钱　川雅连三分　炒於术一钱五分　灶心黄土一两

---

　　①　僵：原作"姜"，据文义改。下同。

卷 八

孟河丁泽周甘仁著　长孙济万编辑

及门诸子程门雪、朱振声、陶可箴、钱乃振、刘佐彤、宋大仁同参

肿 胀 门

《灵枢·胀论》谓五脏六腑，皆各有胀。诸胀者，皆因厥气在下，荣卫留止，寒气逆上，真邪相攻，两气相搏，乃合而为胀也。故凡治胀病，必会通圣经诸条之旨，然后能识脏腑之部分，邪气之盛衰。盖名曰厥气者，逆气也。寒气，浊阴也。逆气下塞，浊阴上干，卫气滞留，荣血凝止，荣卫不调，寒邪得以乘虚而入，真邪相持，互结不解。脏虚，邪即入脏；腑虚，邪即入腑，故有五脏六腑诸胀之见症。治法分别列后。

心胀者，烦心短气，卧不安。心为君主之官，神明出焉。寒邪来犯，心阳郁遏，阴阳交战则短气，火被水克为心烦，心肾不交则卧不安也。当宜发扬神明，以安心脏，俾离火空照，则阴翳自散。

川桂枝四分　光杏仁三钱　生甘草五分　朱茯神三钱　酸枣仁三钱　紫丹参二钱　炙远志一钱　川郁金钱半　琥珀屑六分，冲服　姜皮五分　沉香片四分　朱灯心二扎

肺胀者，虚满而喘咳。肺为至高之脏，位主上焦，职司

清肃。寒客于肺，肺气壅塞，清肃之令，不得下行。先哲
云：喘咳之为病，在肺为实，在肾为虚。此肺金之实喘也，
拟温肺散寒，射干麻黄汤加减；如寒包热者，麻杏石甘汤
治之。

净麻黄四分　嫩射干八分　光杏仁三钱　生甘草六分　象贝
母三钱　仙半夏二钱　薄橘红八分　桑白皮二钱　炙款冬钱半
瓜蒌皮二钱　清水炒枇杷叶二钱，去毛，包

脾胀者，善哕，四肢烦悗，体重不能胜衣，卧不安。脾
为太阴而主四肢，脾弱生湿，湿阻中宫，真阳不运，土德日
衰。寒邪乘之，浊阴凝聚而为哕，为体重，为烦悗也。脾与
胃为表里，脾病胃亦病，胃不和则卧不安。宜温运太阴，而
化湿浊。

熟附片钱半　生白术钱半　炮姜炭八分　云茯苓三钱　仙半
夏二钱　青陈皮各一钱　大砂仁八分　炒薏仁八钱　炒谷麦芽各三
钱　制川朴一钱

肝胀者，胁下满而痛引少腹。胁乃肝之分野，少腹乃厥
阴之界，寒客厥阴，木失条达，厥气横逆鸱张，故胁满而少
腹痛也。宜疏泄厥气，而散寒邪。

软柴胡一钱　炒赤白芍各钱半　金铃子二钱　延胡索一钱
细青皮一钱　春砂壳八分　川郁金钱半　广木香六分　青橘叶钱
半　小茴香八分　台乌药一钱　江枳壳一钱

肾胀者，腹满引背，央央然腰髀痛。肾为水脏，腰为肾
府，寒着于肾，下元虚寒，真阳埋没，阴邪充斥，故腹满而
腰髀痛也。拟温肾助阳，而驱浊阴，俾得阳光普照，则阴霾
自消。

熟附块钱半　生白术二钱　西秦艽二钱　川牛膝三钱　厚杜

仲三钱　补骨脂钱半　青陈皮各一钱　台乌药一钱　小茴香一钱
广木香六分　嫩桑枝四钱　生姜三片

　　胃胀者，胃脘痛，鼻闻焦臭，妨于食，大便难。胃为阳土，主司出纳，寒邪乘之，胃气不通，不通则痛。胃既受病，水谷停滞中宫，欲化不化，反变败浊，故鼻闻焦臭而妨碍饮食也。谷气不行，阳不通达，受盛传导，皆失所司，故大便难，与脐实便闭者不同。拟平胃散合脾约麻仁丸加减。

　　制苍术一钱　制川朴一钱　陈广皮一钱　细青皮一钱　江枳壳一钱　大砂仁八分，研　广郁金钱半　全瓜蒌三钱，切　脾约麻仁丸五钱，包　广木香四分

　　大肠胀者，肠鸣而痛濯濯，冬日重感于寒，则飧泄不化。大肠为传导之官，变化糟粕而出焉。寒客大肠，变化无权，清浊混淆，则生飧泄；虚寒气滞，则肠鸣而痛濯濯也。宜温中化浊，分利阴阳。

　　熟附块八分　炮姜炭六分　生白术二钱　广木香八分　陈广皮一钱　猪茯苓各三钱　大砂仁一钱，研　制小朴八分　大腹皮二钱　六神曲三钱

　　小肠胀者，少腹䐜胀，引腰而痛。小肠为受盛之官，化物出焉。位居胃之下口，大肠之上口，寒客小肠，物无由化，水液不得渗于前，糟粕不得归于后，故为少腹䐜胀，引腰而痛，小溲必不利也。宜通幽化浊，滑利二便。

　　细青皮钱半　赤茯苓三钱　台乌药一钱　细木通钱半，酒炒　瓜蒌仁三钱，研　车前子二钱　广木香六分　江枳壳二钱　青橘叶钱半　光杏仁三钱　生姜三片

　　膀胱胀者，少腹满而气癃。膀胱为州都之官，津液藏焉，气化则能出矣。寒客膀胱，湿郁下焦，气化不及州都，

水道窒塞不通，故少腹满而气癃，即今之癃闭也。宜开启上闸，以通下源，如壶挈盖之意。

　　苦桔梗二钱　光杏仁三钱　云茯苓三钱　细木通八分　车前子三钱　瞿麦穗二钱　冬葵子四钱　怀牛膝二钱　滋肾通关丸三钱，包　荸荠梗三钱

　　三焦胀者，气满于皮肤中，轻轻然而不坚。三焦即募原，为决渎之官，水道出焉。寒气逆于三焦，决渎失职，气与水逆走腠理，其水不得从膀胱而泄。气本无形，水质不坚，故气满于皮肤中，轻轻然而不坚，与肤胀等耳。当行气利水，五苓五皮加减。

　　川桂枝五分　生白术钱半　桑白皮二钱　鲜姜皮一钱　陈广皮一钱　赤猪苓各三钱　江枳壳一钱　福泽泻钱半　大腹皮二钱　广木香六分　冬瓜皮一两，煎汤代水

　　胆胀者，胁下痛胀，口中苦，善太息。胆为中正之官，决断出焉。惟其气血皆少，为清净之府，而内寄相火。寒客于胆，胆与肝为表里，胆病而肝亦病。胆汁上溢，故口苦；肝气怫郁，故胁痛胀，善太息也。宜和解枢机，而泄厥阴。

　　柴胡一钱　当归二钱　白芍钱半　栀子皮钱半　白蒺藜三钱　云苓三钱　陈皮一钱　枳壳一钱　合欢皮二钱　川郁金钱半　佛手八分

　　由是观之，五脏六腑之胀，属寒者多，而属热者少；属实者多，而属虚者少。中满分消，治寒胀也，丹溪小温中丸；治热胀也，《金匮》工在疾下；治实胀也，济生肾气，治虚胀也。为司命之职，苟不辨明清切，而笼统处方，岂不自欺欺人乎！

朱女　痧子后，因谷食不谨，积滞生湿，湿郁化热，阻于募原，太阴失健运之常，阳明乏通降之职，遂致脘腹膨胀，小溲不利，咳嗽气喘，面目虚浮，身热肢肿。苔干腻而黄，脉弦滑，右甚于左。肿胀之势渐著。急拟疏上焦之气机，通中宫之湿滞，去其有形，则无形之热自易解散。

淡豆豉三钱　黑山栀钱半　枳实炭钱半　光杏仁三钱　川贝母三钱　桑白皮二钱　陈广皮一钱　大腹皮二钱　莱菔子二钱　福泽泻钱半　鸡金炭二钱　茯苓皮三钱　冬瓜子皮各三钱

程女　肺有伏风，痰气壅塞。脾有湿热，不能健运。以致咳嗽气逆，面浮四肢肿，食入腹胀有形，小溲不利。苔薄腻，脉浮滑。势成肿胀。急拟疏风宣肺，运脾逐湿，庶免加剧耳。

紫苏叶一钱　青防风一钱　光杏仁三钱　象贝母三钱　连皮苓四钱　陈广皮一钱　桑白皮二钱　大腹皮二钱　莱菔子三钱，炒研　枳实炭一钱　汉防己三钱　冬瓜子皮各三钱

徐右　产后二月余。遍体浮肿，颈脉动时咳，难于平卧，口干欲饮，大腹胀满，小溲短赤。舌光红无苔，脉虚弦而数。良由荣阴大亏，肝失涵养，木克中土，脾不健运。阳水湿热，日积月聚，上射于肺，肺不能通调水道，下输膀胱，水湿无路可出，泛滥横溢，无所不到也。脉症参合，刚剂尤忌，急拟养肺阴以柔肝木，运中土而利水湿，冀望应手，庶免凶危。

南北沙参各三钱　连皮苓四钱　生白术二钱　清炙草五分　淮山药三钱　川石斛三钱　陈广皮一钱　桑白皮二钱　川贝母三

钱　甜光杏三钱　大腹皮二钱　汉防己三钱　冬瓜子皮各三钱
生苡仁五钱

　　另：用冬瓜汁温饮代茶。

　　二诊　服药三剂，小溲渐多，水湿有下行之势，遍体浮
肿，稍见轻减。而咳嗽气逆，不能平卧，内热口干，食入之
后，脘腹饱胀益甚。舌光红，脉虚弦带数。皆由血虚阴亏，
木火上升，水气随之逆肺，肺失肃降之令，中土受木所侮，
脾失健运之常也。仍宜养金制木，崇土利水，使肺金有治节
之权，脾土得砥柱之力，自能通调水道，下输膀胱，而水气
不致上逆矣。

　　南北沙参各三钱　连皮苓四钱　生白术二钱　清炙草五钱
川石斛三钱　肥知母钱半　川贝母二钱　桑白皮二钱　大腹皮二
钱　汉防己二钱　炙白苏子钱半　甜光杏三钱　冬瓜子皮各三钱
鸡金炭二钱

　　卫左　曝于烈日，暑气内逼，居处潮湿，湿郁滞阻，三
焦决渎无权，遂致脘腹胀满，泛泛呕恶，面浮肢肿。里热口
干，二便不通，皮色晦黄。苔灰腻，脉弦滑而数。此属热
胀。先拟苦辛通降，泄上中之痞满。

　　川雅连五分　仙半夏二钱　淡黄芩一钱　枳实炭钱半　制小
朴一钱　大腹皮二钱　连皮苓四钱　福泽泻钱半　莱菔子三钱，炒
研　鲜藿香钱半　西茵陈钱半　六神曲三钱

　　金童　初病春温寒热，经治已愈。继因停滞，引动积
湿，湿郁化水，复招外风，风激水而横溢泛滥，以致遍体浮
肿。两目合缝，气逆不能平卧，大腹胀满，囊肿如升，腿肿

如斗，小溲涩少。脉象浮紧，苔白腻。此为风水重症。急拟开鬼门，洁净府。

紫苏叶一钱　青防风一钱　川桂枝五分　连皮苓四钱　福泽泻钱半　陈广皮一钱　大腹皮二钱　水炙桑叶二钱　淡姜皮五分　鸡金炭钱半　莱菔子二钱，炒研

二诊　遍体浮肿，咳嗽气急，难于平卧，大腹胀满，小溲不利，囊肿腿肿如故。苔白腻，脉浮紧而弦。良由脾阳不运，积滞内阻，水湿泛滥横溢，灌浸表里，无所不到也。恙势尚在重途，还虑易进难退。再拟汗解散风，化气利水，俾气化能及州都，则水湿斯有出路。

净麻黄四分　川桂枝六分　连皮苓四钱　生白术钱半　猪苓二钱　泽泻钱半　陈皮一钱　大腹皮二钱　水炙桑叶二钱　汉防己二钱　莱菔子三钱，炒研　淡姜皮五分

三诊　连投开鬼门、洁净府之剂，虽有汗不多，小溲渐利，遍体浮肿不减，咳嗽气逆如故，大腹胀满。苔白腻，脉浮紧。良由中阳受伤，脾胃困顿。阳气所不到之处，即水湿灌浸之所，大有水浪滔天之势，尚在重险一途。今拟麻黄附子甘草汤合真武、五苓、五皮，复方图治。大病如大敌，犹兵家之总攻击也。然乎？否乎？质之高明。

净麻黄四分　熟附块一钱　生甘草五分　猪云苓各三钱　川椒目二十粒　川桂枝六分　生白术钱半　福泽泻钱半　陈广皮一钱　大腹皮二钱　水炙桑皮二钱　淡姜皮五分　汉防己二钱

外以热水袋熨体，助阳气以蒸汗，使水气从外内分消也。

四诊　服复方后，汗多小溲亦畅，遍体浮肿渐退，气逆咳嗽渐平，大有转机之兆。自觉腹内热气蒸蒸，稍有口干，

是阳气内返，水湿下趋之佳象，不可因其口干，遽谓寒已化热，而改弦易辙，致半途尽废前功也。仍守原法，毋庸更章。

原方加生熟苡仁各三钱。

五诊　遍体浮肿，十去五六，气逆亦平，脉紧转和，水湿已得分消。惟脾不健运，食入难化，易于便溏，口干欲饮。脾不能为胃行其津液，输润于上，不得据为热象也。今制小其剂，温肾助阳，运脾利水，去疾务尽之意。

熟附块一钱　生白术二钱　生甘草五分　茯猪苓各三钱　炒补骨脂钱半　川桂枝五分　福泽泻钱半　陈广皮一钱　大腹皮二钱　水炙桑皮二钱　淡姜皮五分　生熟苡仁各三钱　冬瓜子皮各三钱

六诊　遍体浮肿，已退八九，气逆咳嗽亦平，饮食亦觉渐香。诸病已去，正气暗伤。脾土未健，神疲肢倦，自汗蒸蒸，有似虚寒之象。今拟扶其正气，调其脾胃，佐化余湿，以善其后。

炒潞党参二钱　熟附片八分　生白术二钱　云茯苓三钱　清炙草五分　陈广皮一钱　大砂仁八分，研　炒补骨脂钱半　炒谷麦芽各三钱　生熟苡仁各三钱　冬瓜子皮各三钱　福泽泻钱半　生姜二片　红枣四枚

关左　暴肿气急，小溲短赤，口渴欲饮，脉浮滑而数。此外邪壅肺，气道不通，风水为患。风为阳邪，水为阳水，风能消谷，故胃纳不减也。拟越婢汤加味。

净麻黄四分　熟石膏三钱　生白术钱半　光杏仁三钱　肥知母钱半　茯苓皮三钱　大腹皮二钱　桑白皮二钱　冬瓜子皮各三钱

淡姜皮五分

林左　年近花甲，思虑伤脾，脾阳不运，湿浊凝聚，以致大腹胀满，鼓之如鼓，小溲清白，脉象沉细。脾为太阴，湿为阴邪，当以温运分消。

熟附子块一钱　淡干姜八分　生白术三钱　广陈皮一钱　制川朴一钱　大腹皮二钱　鸡金炭钱半　炒谷芽四钱　陈胡芦瓢四钱　清炙草五分

二诊　前进温运分消之剂，脐腹胀满略松，纳谷减少，形瘦神疲，小溲清长，腑行不实，脉沉细。良由火衰不能生土，中阳不运，浊阴凝聚，鼓之如鼓，中空无物，即无形之虚气散逆，而为满为胀也。仍拟益火消阴，补虚运脾，亦经旨塞因塞用之意。

炒潞党参三钱　熟附子钱半　淡干姜八分　清炙草五分　陈广皮一钱　大砂仁研，八分　陈胡芦瓢四钱　葫芦巴钱半　炒补骨脂钱半　煨益智钱半

三诊　脐腹胀满较前大减，小溲微黄，自觉腹内热气烘蒸，阳气内返之佳象。脉沉未起，形肉削瘦。仍拟益火之原，以消阴翳，俾得离照当空，则浊阴自散。

炒潞党参三钱　熟附子钱半　淡干姜八分　清炙草八分　陈广皮一钱　大砂仁研，八分　炒淮药三钱　炒补骨脂钱半　葫芦巴钱半　煨益智钱半　小茴香八分　焦谷芽四钱　陈胡芦瓢四钱

陈左　大腹膨胀，鼓之如鼓，脐突青筋显露，形瘦色萎，脉沉细，舌无苔。良由脾肾之阳大伤，虚气散逆，阳气不到之处，即浊阴凝聚之所。阅前方均用理气消胀之剂，胀

势有增无减，病延一载，虚胀无疑。姑仿经旨塞因塞用之法，冀望应手为幸。

　　炒潞党参三钱　熟附块一钱　淡干姜六分　清炙草六分　连皮苓四钱　陈广皮一钱　炒补骨脂钱半　胡芦巴钱半　金液丹一钱，每早空心吞服　陈葫芦瓢三钱

　　傅左　宦途失意，忧思伤脾，运行无权，肝木来侮。浊气在上，则生䐜胀，大腹胀满，自秋至冬，日益加剧。动则气逆，小溲涓滴难通，青筋显露，足肿不能步履，口燥欲饮。舌红绛，脉细数。叠进六君、五皮、肾气等剂，病势不减，已入危笃一途。勉拟养金制木，运脾化气，亦不过尽心力而已。

　　南北沙参各三钱　连皮苓四钱　生白术三钱　淮山药三钱　左牡蛎四钱　花龙骨三钱　川贝母三钱　甜光杏三钱　汉防己二钱　鲜冬瓜汁冲服，二两　滋肾通关丸钱半，包煎

　　另单方：每日虾士蟆二钱，泛水如银耳状煎服，连蟆肉食之。如法食两天后，即小溲畅行，且时时频转矢气，肿胀渐消。

　　按：虾士蟆，为益肾利水之品，故能应效，询治虚胀之妙品也。孙济万志。

　　文右　旧有脘痛，继则腹满作胀，食入难化，面黄溺少。此肝气拂郁，木乘土位，湿热浊气，凝聚于募原之间，三焦气机流行窒塞。书所谓浊气在上，则生䐜胀是也。两关脉弦，寸部郁涩。急拟疏肝解郁，运脾逐湿。

　　银州柴胡一钱　生白术二钱　枳实炭一钱　连皮苓四钱　陈

广皮一钱　大腹皮二钱　黑山栀①钱半　带壳砂仁八分　冬瓜皮三钱　鸡金炭钱半　炒谷麦芽各三钱　小温中丸三钱，每早吞服

杨左　形瘦色苍，木火体质。抑郁不遂，气阻血痹，与湿热凝聚募原。始则里热口干，继而大腹胀硬，自夏至秋，日益胀大，今已脐突，红筋显露。纳谷衰少，大便色黑，小溲短赤，舌灰黄，脉弦数。此血臌之重症也。气为血之先导，血为气之依附，气滞则血凝，气通则血行。先拟行气去瘀，清热化湿。然恙根已深，非旦夕所能图功者也。

银州柴胡一钱　生香附二钱　连皮苓四钱　紫丹参二钱　粉丹皮钱半　京赤芍二钱　藏红花八分　当归尾三钱　绛通草八分黑山栀钱半　泽兰叶钱半　青宁丸三钱，包

脚　气　门

何左　湿浊之气，从下而受，由下及上，由经络而入脏腑，太阴健运失常，阳明通降失司。腿足浮肿，大腹胀满，胸闷气逆，不能平卧，面色灰黄。脉左弦右濡滑。脚气冲心重症。脚气谓之壅疾，急拟逐湿下行。

紫苏梗钱半　连皮苓五钱　陈木瓜五钱　苦桔梗一钱　海南子三钱　陈广皮三钱　汉防己三钱　淡吴萸钱半　生熟苡仁各五钱福泽泻二钱　连皮生姜三片

二诊　昨进逐湿下行之剂，大便先结后溏，气逆略平，

---

① 栀：原作"枝"，据文义改。下同。

而大腹胀满，腿足浮肿，依然如旧。面无华色，舌苔白腻，脉左弦细，右濡滑。蕴湿由下而上，由经络而入脏腑，脾胃运化无权，脚气

重症，还虑冲心之变。前法既获效机，仍守原意出入。

照前方加川牛膝三钱、冬瓜皮五钱。

三诊　腿足肿略减，两手背亦肿，大腹胀满虽松，胸闷气升，难以平卧。身热不壮，口苦且干，面无华色。舌苔薄腻微黄，脉象濡小而滑。脾主四肢，脾弱水湿泛滥，浊气上干，肺胃之气，失于下降，恙势尚在重途，未敢轻许不妨。再仿五苓合鸡鸣散加减，逐湿下行。

川桂枝五分　福泽泻二钱　陈木瓜三钱　大腹皮三钱　酒炒黄芩八分　猪苓三钱　川牛膝二钱　淡吴萸八分　连皮苓五钱　陈皮三钱　冬瓜皮五钱　汉防己三钱　生熟苡仁各五钱　连皮生姜三片

四诊　脚气肿势减，大腹胀满亦松，小溲渐多，水湿有下行之势。身热时轻时剧，口苦且干，面无华色。舌苔腻黄，脉象濡小而滑。浊气留恋募原，脾胃运化无权，能得不增他变，可望转危为安。脚气壅疾，虽虚不补，仍宜五苓合鸡鸣散加减，逐湿下行，运脾分消。

前方去吴萸，加地枯萝三钱。

五诊　肿势大减，大腹胀满渐松，小溲渐多，水湿有下行之渐。纳少嗳气，且见咳嗽，舌苔薄白而腻，脉象弦小而滑。浊气聚于募原，水湿未能尽化，太阴健运失常，阳明通降失司也。前法颇合，毋庸更张。

川桂枝六分　泽泻钱半　大腹皮二钱　光杏仁三钱，不打　连皮苓四钱　生熟苡仁各三钱　陈皮一钱　淡吴萸八分　陈木瓜三钱

连皮生姜三片　　粉猪苓二钱　　牛膝二钱　　汉防己三钱　　地枯萝
三钱

六诊　肿势十去七八，胀满大减，小溲渐多，水湿浊气，已得不行，沟渎通则横流自减，理固然也。苔腻未化，纳谷不旺，余湿未楚，脾胃运化未能如常。去疾务尽，仍守前法。

前方去地枯萝，加生白术钱半、冬瓜皮四钱。

赵左　脚气上冲入腹，危险之极，变生顷刻。勉方作万一之想，破釜沉舟，迟则无济矣。

熟附子五钱　　云茯苓八钱　　陈木瓜五钱　　花槟榔三钱　　淡干姜三钱　　生白术三钱　　淡吴萸二钱　　黑锡丹三钱

黄 疸 门

朱右　温病初愈，因饮食不谨，湿热滞互阻中焦，太阴健运无权，阳明通降失司，以致脘腹胀闷，不思纳谷，一身尽黄，小溲短赤如酱油色。苔薄腻黄，脉濡滑而数。黄疸已成，非易速痊。拟茵陈四苓合平胃加减。

西茵陈钱半　　连皮苓四钱　　猪苓二钱　　陈广皮一钱　　黑山栀二钱　　福泽泻钱半　　炒麦芽三钱　　制苍术一钱　　制川朴一钱　　六神曲三钱　　炒苡仁三钱

陈左　喉痧之后，滋阴太早，致伏温未发，蕴湿逗留募原，著于内而现于外，遂致遍体发黄，目珠黄，溺短赤。身热晚甚，渴喜热饮，肢节痠疼，举动不利。苔薄腻黄，脉濡数。温少湿多，互阻不解，缠绵之症也。姑拟清宣气分之温，驱逐募原之湿，俾温从外达，湿从下趋，始是病之去路。

清水豆卷八钱　忍冬藤三钱　连翘壳三钱　泽泻钱半　西茵陈钱半　黑山栀二钱　猪苓二钱　制苍术七分　粉葛根钱半　通草八分　鸡苏散三钱，包　甘露消毒丹八钱，包煎

孔左　素体阴虚，湿从热化，薰蒸郁遏，与胃中之浊气相并，遂致遍体发黄，目黄溲赤，肢倦乏力，纳谷减少，舌质淡红。从阳疸例治之。

西茵陈二钱半　赤猪苓各三钱　通草八分　冬瓜皮四钱　黑山栀二钱　泽泻钱半　飞滑石三钱　白茅根两扎，去心　生白术钱半　杜赤豆一两

韩女　室女经闭四月。肝失疏泄，宿瘀内阻，水谷之湿逗留，太阴、阳明、厥阴三经为病。始而少腹作痛，继则脘胀纳少，目黄溲赤，肌肤亦黄，大便色黑，现为黄疸，久则恐成血臌。急宜运脾逐湿，祛瘀通经。

陈广皮一钱　赤猪苓各三钱　杜红花八分　制苍术一钱　大腹皮二钱　桃仁泥钱半，包　制川朴一钱　福泽泻钱半　延胡索一钱　西茵陈二钱半　苏木钱半　青宁丸二钱半，吞服

高左　身热旬余，早轻暮重，夜则梦语如讝，神机不灵，遍体色黄，目黄溺赤，口干欲饮。舌干灰腻，脉象左弦数右濡数。伏邪湿热逗留募原，如盦酱然。湿热挟痰，易于

蒙蔽清窍，清阳之气失旷，加之呃逆频频，手足蠕动，阴液暗耗，冲气上升，内风煽动，湿温黄疸，互相为患，颇虑痉厥之变！急拟生津而不滋，化湿而不燥，清宣淡渗，通利三焦，勿使邪陷厥阴，是为要策。

天花粉三钱　朱茯神三钱　鲜石菖蒲—钱　黑山栀二钱　益元散三钱，包　柿蒂十枚　嫩钩钩后入，三钱　西茵陈二钱半、嫩白薇钱半　炒竹茹钱半　白茅根两扎，去心

褚左　躬耕南亩，曝于烈日，复受淋雨，又夹食滞，湿着于外，热郁于内，遂致遍体发黄，目黄溲赤，寒热骨楚，胸闷脘胀。苔腻布，脉浮紧而数。急仿麻黄连翘赤豆汤意。

净麻黄四分　赤茯苓三钱　六神曲三钱　连翘壳三钱　枳实炭—钱　福泽泻钱半　淡豆豉三钱　苦桔梗—钱　炒谷麦芽各三钱　西茵陈钱半　杜赤豆—两

卫左　饥饱劳役，脾胃两伤，湿自内生，蕴于募原，遂致肌肤色黄，目黄溲赤，肢倦乏力，纳谷衰少。脉濡，舌苔黄。谚谓脱力黄病，即此类也。已延两载，难许速效，仿补力丸意，缓缓图之。

炒全当归—两　烘云茯苓—两四钱　炒西秦艽—两　大砂仁五钱　紫丹参—两　盐水炒怀①牛膝—两　炒六神曲—两四钱　炒赤芍—两　米泔水浸炒制苍术八钱　盐水炒厚杜仲—两　炒苡仁二两　生晒西茵陈二两　土炒白术—两　煅皂矾五钱　炒陈广皮七钱　炒福泽泻八钱

---

①　怀：原作"淮"，据文义改。下同。

　　上药各研为细末，用大黑枣六两，煮热去皮核，同药末捣烂为丸，晒干。每早服三钱，开水送下。

　　麦左　嗜酒生湿，湿郁生热，热在阳明，湿在太阴，薰蒸郁遏，如盦酱然。面目发黄，黄甚则黑。心中嘈杂，虽食甘香，如哕酸辣，小溲短赤，口干而渴。此酒疸也。姑拟清解阳明之郁热，宣化太阴之蕴湿，使热邪从肌表而解，湿邪从小便而出也。

　　粉葛根二钱　肥知母钱半　赤茯苓三钱　西茵陈三钱　黑山栀二钱　陈皮一钱　车前子三钱　天花粉三钱　枳椇子三钱　生苡仁一两，煎汤代水

　　刁左　抑郁起见，肝病传脾。脾不健运，湿自内生，与胃中之浊气相并，下流膀胱。膀胱为太阳之府，太阳主一身之表，膀胱湿浊不化，一身尽黄，小溲赤涩，食谷不消，易于头眩。此谷疸也。治病必求于本，疏肝解郁为主，和中利湿佐之。

　　银州柴胡一钱　云茯苓三钱　大砂仁八分，研　制苍白术各一钱　全当归二钱　生熟谷芽各三钱　陈广皮一钱　炒赤芍钱半　生熟苡仁各二钱　制川朴一钱　西茵陈钱半　炒车前子三钱　黑山栀二钱

　　任右　经闭三月。膀胱急，少腹满，身尽黄，额上黑。足下热，大便色黑，时结时溏，纳少神疲，脉象细涩。良由寒客血室，宿瘀不行，积于膀胱少腹之间也。女劳疸之重症，非易速痊。古方用硝石矾石散，今仿其意，而不用

其药。

当归尾二钱　云茯苓三钱　藏红花八分　带壳砂仁八分，研
京赤芍二钱　桃仁泥钱半，包　肉桂心三分　西茵陈钱半　紫丹
参二钱　青宁丸二钱半，包　延胡索一钱　血余炭一钱，包　泽泻
钱半

周左　思虑过度，劳伤乎脾，房劳不节，劳伤乎肾，脾
肾两亏，肝木来侮，水谷之湿内生，湿从寒化，阳不运行，
胆液为湿所阻，渍之于脾，浸淫肌肉，溢于皮肤，遂致一身
尽黄。面目黧黑，小溲淡黄，大便灰黑，纳少泛恶，神疲乏
力。苔薄腻，脉沉细。阳虚则阴盛，气滞则血瘀，瘀湿下流
大肠，故腑行灰黑而艰也。阴疸重症，缠绵之至。拟茵陈术
附汤加味，助阳运脾为主，化湿祛瘀佐之，俾得离照当空，
则阴霾始得解散。然乎？否乎？质之高明。

熟附子块钱半　连皮苓四钱　紫丹参二钱　大砂仁一钱，研
生白术三钱　陈广皮一钱　藏红花八分　炒麦芽三钱　西茵陈二
钱半　制半夏二钱　福泽泻钱半　炒苡仁四钱　淡姜皮八分

金君　操烦郁虑，心脾两伤。火用不宣，脾阳困顿。胃
中所入水谷，不生精微，而化为湿浊，着于募原，溢于肌
肤，以致一身尽黄，色晦而暗。纳少神疲，便溏如白浆之
状。起自仲夏，至中秋后，脐腹膨胀，腿足木肿，步履艰
难。乃土德日衰，肝木来侮，浊阴凝聚，水湿下注，阳气不
到之处，即水湿凝聚之所。症情滋蔓蔓难图也，鄙见浅陋，
恐不胜任。拙拟助阳驱阴，运脾逐湿，是否有当，尚希
教正。

熟附块钱半　连皮苓四钱　西茵陈钱半　淡干姜八分　陈广皮一钱　胡芦巴钱半　米炒於术二钱　大腹皮二钱　大砂仁八分，研　清炙草五分　炒补骨脂钱半　陈葫芦瓢四钱　金液丹二钱，吞服

　　按：黄疸一门，方案甚多，只录十二案，重复者去之，复症者不录。如金君至家严处就诊四五次，方药出入不多，亦只录一案。盖金君号子久，系大麻名医。家严直告之日：症属不治，请先生早日回府静养。逾旬日竟不起。惜哉！中医界又少一明星矣。男涵人①志。

---

①　涵人：丁涵人，丁甘仁先生之子。

卷　九

孟河丁泽周甘仁著　长孙济万编辑

及门诸子程门雪、朱振声、陶可箴、钱乃振、刘佐彤、宋大仁同参

胸　痹　门

扬州朱似椿　诊脉三部弦小而数，右寸涩、关濡、尺细数，舌苔腻黄。见症胸痹痞闷，不进饮食，时泛恶，里热口干不多饮，十日未更衣，小溲短赤浑浊，目珠微黄，面色晦而无华。良由肾阴早亏，湿遏热伏，犯胃贯膈，胃气不得下降。脉症参合，证属缠绵，阴伤既不可滋，湿甚又不可燥。姑拟宣气泄肝，以通阳明，芳香化浊，而和枢机。

瓜蒌皮三钱　赤茯苓三钱　江枳实一钱　荸荠梗钱半　薤白头一钱，酒炒　福泽泻钱半　炒竹茹钱半　鲜枇杷叶三片　绵茵陈钱半　仙半夏二钱　通草八钱　银柴胡一钱　水炒川连四分　鲜藿佩各二钱　块滑石三钱

二诊　脉左三部细小带弦，右寸涩稍和、关濡尺细，舌苔薄腻而黄。今日呕恶渐减，胸痞依然，不思纳谷，口干不多饮，旬日未更衣，小溲短赤浑浊，目珠微黄，面部晦色稍开。少阴之分本亏，湿热挟痰滞互阻中焦，肝气横逆于中，太阴健运失常，阳明通降失司。昨投宣气泄肝，以通阳明，芳香化浊，而和枢机之剂，尚觉合度，仍守原意扩充。

仙半夏二钱　　赤茯苓三钱　　银柴胡一钱　　绵茵陈钱半　　上川雅连五分　　鲜藿香佩兰各二钱　　广郁金钱半　　建泽泻钱半　　瓜①蒌皮三钱　　炒②枳实一钱　　生熟谷芽各三钱　　薤白头一钱,酒炒块滑石三钱　　炒竹茹钱半　　通草八分　　鲜枇杷叶三片,去毛,包鲜荷梗一尺

三诊呕恶已止,湿浊有下行之势,胸痞略舒,气机有流行之渐,惟纳谷衰少,小溲浑赤。苔薄黄,右脉濡滑,左脉弦细带数。阴分本亏,湿热留恋募原,三焦宣化失司,脾不健运,胃不通降,十余日未更衣,肠中干燥,非宿垢可比,勿亟亟下达也。今拟理脾和胃,苦寒泄热,淡味渗湿。

瓜蒌皮三钱　　赤茯苓三钱　　黑山栀钱半　　鲜荸荠梗三钱　　薤白头一钱,酒炒　　炒枳实七分　　通草八分　　鲜枇杷叶三片　　仙半夏二钱　　川贝母二钱　　块滑石三钱　　鲜荷梗一尺　　水炒川连四分鲜藿香佩兰各二钱　　生熟谷芽各三钱

四诊　胸痞十去七八,腑气已通,浊气已得下降。惟纳谷衰少,小溲短赤浑浊,临晚微有潮热。脉象右濡滑而数,左弦细带数,苔薄腻微黄。肾阴亏于未病之先,湿热逗留募原,三焦宣化失司,脾胃运行无权。叶香岩先生云:湿热为薰蒸粘腻之邪,最难骤化,所以缠绵若此也。再宜宣气通胃,苦降渗湿。

清水豆卷六钱　　赤茯苓三钱　　银柴胡一钱　　鲜枇杷叶四片鲜荷梗一尺　　黑山栀钱半　　炒枳实八分　　块滑石三钱　　仙半夏二钱　　川贝母二钱　　通草八分　　谷麦芽各三钱　　川黄连三分　　鲜藿

---

① 瓜:原作"括",据文义改。下同。
② 炒:原作"瘀",据文义改。

香佩兰_{各二钱}　瓜蒌皮_{三钱}　荸荠梗_{一钱五分}

五诊　门人余继鸿接续代诊。

小溲浑赤渐淡，胃气来复，渐渐知饥。头眩神疲，因昨晚饥而未食，以致虚阳上扰也。脘痞已除，午后仍见欠舒，良由湿热之邪，旺于午后，乘势而上蒸也。脾胃虽则渐运，而三焦之间，湿热逗留，一时未能清彻。口涎甚多，此脾虚不能摄涎也。今拟仍宗原法，中加和胃运脾之品。

清水豆卷_{六钱}　赤茯苓_{三钱}　块滑石_{三钱}　鲜枇杷叶_{四片}
鲜荷梗_{一尺}　黑山栀_{钱半}　生於术_{八分}　通草_{八分}　仙半夏_{钱半}
谷麦芽_{各三钱}　炒枳实_{八分}　鲜藿香佩兰_{各二钱}　杭菊花_{钱半}
瓜蒌皮_{三钱}　川贝母_{二钱}　橘白络_{各一钱}　荸荠梗_{钱半}

六诊　饮食渐增，口亦知味，脾胃运化之权，有恢复之机，小溲赤色已淡，较昨略长，湿热有下行之势，俱属佳征。神疲乏力，目视作胀，且畏灯亮，此正虚浮阳上扰也。口涎渐少，脾气已能摄涎。舌苔薄腻，而黄色已化，脉象右寸关颇和，左关无力，两尺细软，邪少正虚。再拟温胆汤，加扶脾宣气而化湿热之品，标本同治。

清水豆卷_{六钱}　赤茯苓_{三钱}　川贝母_{二钱}　鲜枇杷叶_{四片}
鲜荷梗_{一尺}　生於术_{钱半}　橘白络_{各八分}　谷麦芽_{各三钱}　杭菊
花_{钱半}　广郁金_{一钱}　生苡仁_{三钱}　炒竹茹_{钱半}　仙半夏_{钱半}
鲜藿香佩兰_{各二钱}　通草_{八分}　建兰叶_{三片}

此方本用枳实、瓜蒌皮二味，因大便又行兼溏，故去之。

七诊　腹胀已舒，饮食亦香，小溲渐清，仅带淡黄色，昨解大便一次颇畅，作老黄色，久留之湿热滞浊，从二便下走也。今早欲大便未得，略见有血，良由湿热蕴于大肠血分，乘势外达，可无妨碍。脾胃运化有权，正气日渐恢复，当慎起居，谨饮食，不可稍有疏忽，恐其横生枝节也。再与扶脾宣化，而畅胃气。

生於术一钱　朱茯神三钱　通草八分　鲜荷梗一尺　鲜藕节三枚　清水豆卷四钱　橘白络各一钱　川贝母二钱　仙半夏钱半　生苡仁三钱　谷麦芽各三钱　京赤芍钱半　炒竹茹钱半　杭菊花钱半　建兰叶三片　荸荠梗钱半

八诊　脾胃为资生之本，饮食乃气血之源。正因病而虚，病去则正自复。今病邪已去，饮食日见增加，小溲渐清，略带淡黄，三焦蕴留之湿热，从二便下达，脾胃资生有权，正气日振矣。舌根腻，未能尽化，脉象颇和，惟尺部细小。再与扶脾和胃，而化余湿。

生於术一钱　朱茯神三钱　谷麦芽各三钱　鲜荷梗一尺　鲜建兰叶二片　清水豆卷四钱　橘白络各一钱　稽豆衣钱半　仙半夏钱半　生苡仁三钱　炒杭菊钱半　炒竹茹钱半　鲜藿香佩兰各二钱　通草八分

九诊　脉象渐渐和缓，脏腑气血，日见充旺。病后调养，饮食为先，药物次之。书云：胃以纳谷为宝。又云：无毒治病，十去其八，毋使过之，伤其正也。补养身体，最冲和者，莫如饮食。今病邪尽去，正宜饮食缓缓调理，虽有余下微邪，正足则自去，不必虑也。再与调养脾胃，而化余邪。

生於术钱半　橘白络各一钱　谷麦芽各三钱　鲜荷梗一尺　清水豆卷四钱　生苡仁三钱　佩兰梗钱半　建兰叶二片　朱茯神二钱　生淮药二钱　稽豆衣钱半　炒杭菊钱半　鲜佛手一钱　通草八分

十诊 病邪尽去，饮食颇旺，脉象和缓有神，正气日见充旺。小便虽长，色带黄。苔薄腻，余湿未尽。四日未更衣，因饮食多流质之故，非燥结可比，不足虑也。当此夏令，还宜慎起居，节饮食，精心调养月余，可以复元。再宜健运脾胃，而化余湿。

生於术钱半　瓜蒌皮三钱　川贝母三钱　鲜佩兰三钱　清水豆卷四钱　朱茯神三钱　生苡仁三钱　通草一钱　鲜荷梗一尺　橘白络各一钱　生熟谷芽各三钱（病全愈返甲）

朱右 诊脉左弦右涩，即阳微阴弦。胸痹心痛，痛引背俞。食入梗胀，甚则泛吐。舌苔白腻。此寒客中焦，厥气上逆，犯胃贯膈，浊阴闭塞所致。拟瓜蒌薤白半夏汤加减。

瓜蒌皮三钱　薤白头钱半，酒炒　范志曲二钱　仙半夏三钱　云茯苓三钱　枳实炭一钱　陈皮一钱　白蔻壳八分　大砂仁八分，研　制川朴一钱　生姜两片　陈香橼皮八分

脘胁痛门

傅右 旧有胸脘痛之宿疾，今新产半月，胸脘痛大发，痛甚呕吐拒按，饮食不纳，形寒怯冷。舌苔薄腻而灰，脉象左弦紧右迟涩。新寒外受，引动厥气上逆，食滞交阻中宫，胃气不得下降，颇虑痛剧增变。急拟散寒理气，和胃消滞，先冀痛止为要着，至于体质亏虚，一时无暇顾及也。

桂枝心各三分　仙半夏三钱　左金丸六分，包　瓜蒌皮三钱，炒　陈皮一钱　薤白头钱半，酒炒　云茯苓三钱　大砂仁一钱，研

金铃子二钱　延胡索一钱　枳实炭一钱　炒谷麦芽各三钱　陈佛手八分

神仁丹四分（自制），另开水冲服

二诊　服药两剂，胸脘痛渐减，呕吐渐止，谷食无味，头眩心惊。苔薄腻，脉左弦右迟缓。此荣血本虚，肝气肝阳上升，湿滞未楚，脾胃运化无权。今拟柔肝泄肝，和胃畅中。

炒白芍钱半　金铃子二钱　延胡索一钱　云茯苓三钱，朱砂拌　仙半夏二钱　陈广皮一钱　瓜蒌皮二钱　薤白头钱半，酒炒　紫丹参二钱　大砂仁一钱，研　紫石英三钱　陈佛手八分　炒谷麦芽各三钱

三诊　痛呕均止，谷食减少，头眩心悸。原方去延胡索、金铃子，加制香附三钱、青龙齿三钱。

袁左　胸痛彻背，背痛彻胸，脘胀肠鸣，甚则泛吐。舌苔薄白，脉象沉迟而涩。此寒客阳位，阴邪充斥，厥气横逆，食滞互阻，脾胃运行无权。急宜温通气机为主，畅中消滞佐之。

熟附子一钱　淡干姜四分　淡吴萸四分　桂心三分　姜半夏二钱　云茯苓三钱　陈皮一钱　大砂仁一钱，研　范志曲二钱　厚朴一钱　薤白头钱半，酒炒

二诊　前投温通气机，畅中消滞之剂，胸背痛已见轻减，泛吐亦止，而脘闷作胀，不能饮食。脉沉小涩迟。脾不健运，胃不流通，肝气拂郁，寒滞未能尽化也。今原意进取。

桂心四分　炒白芍钱半　瓜蒌皮二钱　薤白头一钱，酒炒　云茯苓三钱　姜半夏二钱　陈皮一钱　厚朴一钱　大砂仁一钱，研　广木香五分　范志曲二钱　炒谷麦芽各三钱

张右　胸脘痛有年，屡次举发，今痛引胁肋，气升泛恶，夜不安寐。苔薄黄，脉左弦右涩。良由血虚不能养肝，肝气横逆，犯胃克脾，通降失司，胃不和则卧不安。肝为刚脏，非柔不克，胃以通为补，今拟柔肝通胃，而理气机。

生白芍三钱　金铃子二钱　左金丸八分，包　朱茯神三钱　仙半夏钱半　北秫米三钱，包　旋复花钱半，包　真新绛八分　炙乌梅五分　煅瓦楞四钱　川贝母二钱　姜水炒竹茹钱半

二诊　胸胁痛略减，而心悸不寐，头眩泛恶，内热口燥，不思纳谷，腑行燥结。脉弦细而数，舌边红苔黄。气有余便是火，火内炽则阴伤，厥阳升腾无制，胃气逆而不降也。肝为刚脏，济之以柔，胃为燥土，得阴始和。今拟养阴柔肝，清燥通胃。

川石斛三钱　生白芍二钱　金铃子二钱　左金丸七分，包　川贝母二钱　朱茯神三钱　黑山栀二钱　乌梅肉五分　珍珠母六钱　青龙齿三钱　煅瓦楞四钱　全瓜蒌三钱，切　荸荠二两，洗打

章右　胸脘痛已延匝月，痛引胁肋，纳少泛恶。舌质红苔黄，脉弦而数。良由气郁化火，销烁胃阴，胃气不降，肝升太过。书所谓暴痛属寒，久痛属热；暴痛在经，久痛在络是也。当宜泄肝理气，和胃通络。

生白芍三钱　金铃子二钱　左金丸七分，包　黑山栀二钱　川石斛三钱　川贝母二钱　瓜蒌皮三钱　黛蛤散四钱，包　旋覆花钱半，包　真新绛八分　煅瓦楞四钱　带子丝瓜络二钱

复诊　两剂后，痛减呕止，原方去左金丸，加南沙参三钱、合欢皮钱半。

朱童　脘痛喜按，得食则减。脉象弦迟，舌苔薄白。中虚受寒，肝脾气滞。拟小建中汤加味。

大白芍三钱　炙甘草一钱　肉桂心四分　云茯苓三钱　陈广皮一钱　春砂壳八分　乌梅肉四分　全当归二钱　煨姜两片　红枣四枚　饴糖四钱

韦左　脘腹作痛延今两载，饱食则痛缓腹胀，微饥则痛剧心悸。舌淡白，脉左弦细，右虚迟。体丰之质，中气必虚。虚寒气滞为痛，虚气散逆为胀，肝木来侮，中虚求食。前投大小建中，均未应效，非药不对症，实病深药浅。原拟小建中加小柴胡汤，合荆公妙香散，复方图治，奇之不去则偶之之意。先使肝木条畅，则中气始有权衡也。

大白芍三钱　炙甘草一钱　肉桂心四分　潞党参三钱　银州柴胡钱半　仙半夏二钱　云茯苓三钱　陈广皮一钱　乌梅肉四分　全当归二钱　煨姜三片　红枣五枚　饴糖六钱（妙香散方）　人参钱半　炙黄芪一两　淮山药一两　茯苓神各五钱　龙骨五钱　远志三钱　桔梗钱半　木香钱半　甘草钱半

上药为末，每日服二钱，陈酒送下，如不能饮酒者，米汤亦可。

按：韦君乃安庆人也。病延二载，所服之方约数百剂，均不应效，特来申就医。经家祖连诊五次，守方不更，共服十五剂而痊愈矣。长孙济万志。

关右　旧有脘痛，今痛极而厥，厥则牙关拘紧，四肢逆冷，不省人事，逾时而苏。舌薄腻，脉沉涩似伏。良由郁怒伤肝，肝气横逆，痰滞互阻，胃失降和，肝胀则痛，气闭为

厥。木喜条达，胃喜通降，今拟疏通气机，以泄厥阴，宣化
痰滞，而畅中都。

银州柴胡钱半　大白芍钱半　清炙草五分　枳实炭一钱　金
铃子三钱　延胡索一钱　川郁金钱半　沉香片四分　春砂壳八分
云茯苓三钱　陈广皮一钱　炒谷麦芽各三钱　苏合香丸一粒，去壳
研末化服

二诊　服药两剂，厥定痛止。惟胸脘饱闷嗳气，不思纳
谷，腑行燥结，脉左弦右涩。厥气渐平，脾胃不和，运化失
其常度。今柔肝泄肝，和胃畅中，更当怡情适怀，以助药力
之不逮也。

全当归二钱　大白芍二钱　银州柴胡一钱　云茯苓三钱　陈
广皮一钱　炒枳壳一钱　川郁金钱半　金铃子二钱　沉香片四分
春砂壳八分　全瓜蒌四钱，切　佛手八分　炒谷麦芽各三钱

黄妪　大怒之后，即胸脘作痛，痛极则喜笑不能自禁
止，笑极则厥，厥则人事不知，牙关拘紧，四肢逆冷，逾时
而苏。日发十余次。脉沉涩似伏，苔薄腻。此郁怒伤肝，足
厥阴之逆气自下而上，累及手厥阴经。气闭则厥，不通则
痛，气复返而苏。经所谓大怒则形气绝，而血菀于上，使人
薄厥是也。急拟疏通气机，以泄厥阴，止痛在是，止厥亦在
是。未敢云当，明哲裁正。

川郁金二钱　合欢皮钱半　金铃子二钱　延胡索一钱　朱茯
神三钱　炙远志一钱　青龙齿三钱　沉香片五分　春砂仁八分，研
陈广皮一钱　煅瓦楞四钱　金器一具，入煎　苏合香丸二粒，去壳，
研末，开水先化服

二诊　投剂以来，痛厥喜笑均止。惟胸脘痞闷，嗳气不

能饮食，脉象左弦右涩。厥气虽平，脾胃未和，中宫运化无权。今拟泄肝通胃，开旷气机，更当适情怡怀，淡薄滋味，不致反复为要。

大白芍钱半　金铃子二钱　代赭石二钱，煅　旋覆花钱半，包　朱茯神三钱　炙远志一钱　仙半夏二钱　陈广皮一钱　春砂仁八分，研　制香附钱半　川郁金钱半　佛手八分　炒谷麦芽各三钱

沈右　操烦谋虑，劳伤乎肝，肝无血养，虚气不归。脘痛喜按，惊悸少寐。前方泄肝理气，已服多剂，均无效。今仿《金匮》肝虚之病，补用酸，助用苦，益以甘药调之。

大白芍三钱　炙甘草一钱　金铃子二钱　炒枣仁三钱　五味子四分　阿胶珠二钱　左牡蛎三钱　青龙齿三钱　炙远志一钱　朱茯神三钱　潞党参钱半　陈皮一钱　饴糖四钱

黎右　胁乃肝之分野，肝气入络，胁痛偏左，转侧不利，胸闷纳少，甚则泛恶，自冬至春，痛势有增无减。先哲云：暴痛在经，久痛在络。仿肝着病例治之。

旋覆花钱半，包　真新绛八分　大白芍二钱　金铃子二钱　左金丸七分，包　橘白络各一钱　炒竹茹一钱　春砂壳八分　当归须钱半　丝瓜络二钱　川郁金钱半　紫降香四分

少腹痛门

董左　少腹为厥阴之界。新寒外束，厥气失于疏泄，宿滞互阻，阳明通降失司，少腹作痛拒按，胸闷泛恶，临晚形

寒身热，小溲短赤不利。舌苔腻黄，脉象弦紧而数。厥阴内寄相火，与少阳为表里，是内有热而外反寒之征。寒热夹杂，表里并病，延经两候，病势有进无退。急拟和解少阳，以泄厥阴，流畅气机，而通阳明。

软柴胡八分　黑山栀钱半　清水豆卷八钱　京赤芍钱半　金铃子二钱　延胡索一钱　枳实炭钱半　炒竹茹钱半　陈橘核四钱　福泽泻钱半　路路通钱半　甘露消毒丹五钱，包煎

复诊　前投疏泄厥少，通畅阳明，已服两剂。临晚寒热较轻，少腹作痛亦减。惟胸闷不思纳谷，腑气不行，小溲短赤，溺时管痛。苔薄腻黄，脉弦紧较和。肝失疏泄，胃失降和，气化不及州都，膀胱之湿热壅塞溺窍也。前法颇合病机，仍从原意扩充。

柴胡梢八分　清水豆卷八钱　黑山栀二钱　陈橘核四钱　金铃子二钱　延胡索一钱　路路通钱半　方通草八分　福泽泻钱半　枳实炭一钱　炒竹茹钱半　荸荠梗钱半　滋肾通关丸三钱，包煎

钮右　经行忽阻，少腹痛拒按，痛引腰胯，腰腹屈而难伸，小溲不利。舌薄腻，脉弦涩。良由蓄瘀积于下焦，肝脾气滞，不通则痛。急拟疏气通瘀，可望通则不痛。

全当归二钱　紫丹参二钱　茺蔚子三钱　抚芎八分　川楝子二钱　延胡索一钱　制香附钱半　大砂仁八分，研　生蒲黄三钱，包　五灵脂钱半　两头尖钱半，酒浸，包　琥珀屑八分，冲服

温右　病本湿温，适值经行，寒凉郁遏，湿浊阻于中宫，旧瘀积于下焦，以致少腹作痛，小溲淋沥不利，胸痞泛恶，不能纳谷。舌苔灰腻，脉左弦涩，右濡缓。病情夹杂，

最难着手。急宜通气去瘀，苦降淡渗。

藿香梗钱半　仙半夏二钱　姜川连五分　两头尖钱半　淡吴萸三钱　赤茯苓三钱　枳实炭一钱　延胡索一钱　生蒲黄三钱，包　藏红花八分　五灵脂钱半　福泽泻钱半　荸荠梗钱半　滋肾通关丸三钱，包煎

吉左　风冷由脐而入，引动寒疝，脐腹攻痛，有形积块如拳，形寒怯冷，肠鸣，不能饮食。舌苔白腻，脉象弦紧。阳不运行，浊阴凝聚，急宜温通阳气，而散寒邪。

桂枝心各三分　炒白芍钱半　金铃子二钱　延胡索一钱　熟附块钱半　小茴香八分　大砂仁一钱，研　台乌药钱半　云茯苓三钱　细青皮一钱　陈橘核四钱　淡吴萸四分　枸橘一枚，打

虫　痛

龚童　腹痛有年，陡然而来，截然而止。面黄肌瘦，舌光无苔，脉象虚弦。此脾虚生湿，湿郁生虫，虫日积而脾愈伤，脾胃伤而虫愈横也。当崇土化湿，酸苦杀虫，以虫得酸则伏，得苦则安之故。

生白术钱半　云茯苓三钱　大白芍二钱　乌梅肉五分　金铃子二钱　陈广皮一钱　使君肉三钱　陈鹤虱二钱　白雷丸钱半　开口花椒十粒

按：虫痛一症，孩童最多，其别即在面黄与阵作之间。此方屡试屡效，惟随症之新久，病之虚实，而加减施用。使初起者，可去白术、白芍，加芜荑钱半、延胡索一钱，重在杀虫，以其脾胃尚未伤也。孙济万志。

卷　十

孟河丁泽周甘仁著　长孙济万编辑

及门诸子程门雪、朱振声、陶可箴、钱乃振、刘佐彤、宋大仁同参

神 志 门

肾阴不足，心肝之火有余，此离坎不交之象也。痰热蒙蔽清窍，神不守舍，舍空而痰热据之，痰火上炎，故彻夜不寐；痰蒙心则多疑，时闻申申之詈。脉弦滑带数。治宜益肾阴，清心火，助入安神涤痰之品。

大麦冬二钱　朱茯神三钱　煅石决一两　淡竹油一两，冲川雅连四分　炙远志肉一钱　生甘草五分　金器一具，入煎　细木通八分　紫贝齿三钱　川贝母三钱　鲜竹茹叶各二钱

肝藏魂，心藏神，肾藏精。肝虚则魂不安宁，心虚则神无所依，肾虚则封藏失职，以致惊悸惕息，恍若有亡，遗泄频频，心肾之阴不足，君相之火有余也。盗汗甚多，汗为心液，虚阳迫津液而外泄也。脉象软弱，右尺虚数。肝与胆为表里，肾与肝为乙癸，三阴既虚，君相内动，欲潜其阳，必滋其阴。王太仆云：壮水之主，以制阳光。当拟三才合六味珍珠母丸加减，滋肾阴以柔肝木，清君相而安神志，俾得阴平阳秘，水升火降，则诸恙可愈。

北沙参三钱　粉丹皮二钱　珍珠母八分　生白芍二钱　天麦

冬各钱半　抱茯神三钱　青龙齿三钱　炒枣仁三钱　大生熟地各三钱　淮山药三钱　左牡蛎四钱　炙远志肉一钱　封髓丹三钱，包金器一具，入煎

　　心者君主之官，神明出焉。肾者作强之官，伎巧出焉。心荣与肾水交亏，神机不灵，作强无权，不能动作，不能思想，心悸跳跃，右耳响鸣，两目羞明，腰痛瘆胀，健忘胆怯。舌质光，苔尖白，中后黄腻，脉象弦小而滑，痰热乘势内生，弦乃肝旺，小属肾虚，滑则有痰之明证。经云：主不明则十二官危。心病，则一身皆病矣。脉症参合，或则成损，或则为癫，欲求速愈，静养调摄，当居其半，草木扶助，尚在其次。姑宜复方图治，养心阴，益肾水，柔肝木，化痰热，参以调和脾胃之品。水足则木得涵养，脾健则痰热自化。

　　柏子仁四钱　朱茯神三钱　广橘白一钱　枸杞子三钱　酸枣仁三钱　水炙远志一钱　青龙齿四钱　陈胆星八分　滁菊花二钱　潼沙苑三钱　九节石菖蒲八分　生熟谷芽各三钱　冬青子三钱　合欢皮三钱

不　寐

　　不寐已久，时轻时剧。苔薄腻，脉弦小。心体亏，心阳亢，不能下交于肾，湿痰中阻，胃因不和，胃不和故卧不安也。拟和胃化痰，交通心肾。

　　生白芍二钱　朱茯神三钱　上川连一分　炒枣仁三钱　法半夏二钱　远志肉一钱　上肉桂一分　柏子霜二钱　北秫米三钱，包　炙甘草八分

　　郁怒伤肝，肝胆之火内炽，痰湿中阻，胃失降和，懊憹

少寐，胸痹不舒。拟温胆汤加减。

法半夏二钱　朱茯神三钱　珍珠母三钱　黑山栀一钱五分　北秫米三钱，包　远志肉一钱　青龙齿三钱　川贝母二钱　炒枣仁三钱　生白芍二钱　鲜竹茹一钱五分　枳实一钱，同捣　广郁金一钱五分　合欢花一钱五分　夜交藤三钱

高年气阴两亏，肝阳挟痰浊上蒙清空，健忘少寐，神疲肢倦。脉象虚弦而滑，苔薄腻。虚中夹实，最难着手。姑拟益气阴以柔肝木，化痰浊而通神明。

太子参一钱　仙半夏二钱　白归身二钱　稽豆衣三钱　抱茯神三钱　薄橘红八分　生白芍二钱　炒杭菊一钱五分　炒竹茹一钱五分　远志肉一钱　天竺黄一钱五分　石菖蒲八分　淡竹油一两　生姜汁两滴，同冲服

阴虚难复，肝火易升，宗气跳跃，夜梦纷纭。脉象软小而数。拟育阴潜阳，交通心肾。

蛤粉炒阿胶二钱　朱茯神三钱　珍珠母三钱　生白芍二钱　小生地三钱　炙远志一钱　青龙齿三钱　粉丹皮一钱五分　川贝母二钱　潼蒺藜三钱　熟女贞二钱　炒竹茹二钱　鲜藕一两，切片入煎

不寐之恙，乍轻乍剧。胁痛略减，头眩心悸，皆由阴虚不能敛阳。阳亢不入于阴也。拟柔肝潜阳，和胃安神。

蛤粉炒阿胶二钱　朱茯神三钱　青龙齿三钱　左牡蛎四钱　生白芍二钱　酸枣仁三钱　仙半夏二钱　炙远志一钱　川雅连二分　柏子仁三钱　北秫米三钱，包　琥珀多寐丸一钱，吞服

头痛眩晕门①

头为诸阳之会，惟风可到。风邪客于阳位，袭入太阳之经，头脉胀痛，痛引后脑，连及项背，恶风鼻流清涕，胸闷纳少。脉浮苔白。治以辛温解散。

荆芥穗一钱　青防风一钱　川桂枝五分　生甘草五分　江枳壳一钱　苦桔梗一钱　炒赤芍钱半　炒薄荷八分　广陈皮一钱荷叶一角

茹右　头痛且胀，痛引头额，畏风鼻塞，苔黄脉浮。风邪客于阳明之经也。风为阳邪，辛以散之，凉以清之。

荆芥穗钱半　薄荷炭八分　净蝉衣八分　蔓荆子钱半　冬桑叶三钱　甘菊花三钱　江枳壳一钱　苦桔梗一钱　粉葛根钱半连翘壳三钱　苦丁茶钱半　荷叶边一圈

任左　头额掣痛，痛引左耳，夜半则痛尤甚。脉浮数苔黄。阴分本亏，风邪化热，引动肝胆之火，上犯空窍。姑拟辛凉解散，清泄厥少。

冬桑叶三钱　甘菊花三钱　薄荷炭八分　羚羊片三分，先煎汁，冲服　连翘壳三钱　黑山栀二钱　京赤芍钱半　生甘草五分苍耳子钱半　夏枯花钱半　荷叶边一圈

---

① 头痛眩晕门，原文在卷九末，根据内容及目录调整至此。

丰左 疳毒之后，头痛匝月，痛引目眶。肌肤发出红点，如广痘状，肢节痠疼。此精化之毒未楚，随厥少之阳扰犯清空，血脉凝涩，不通则痛也。拟清解毒火，而泄厥少。

金银花三钱　连翘壳三钱　生赤芍三钱　朱茯神三钱　净蝉衣一钱　甘菊花三钱　薄荷炭一钱　夏枯花钱半　仙遗粮四钱生甘草五分

灵砂黑虎丹每早晚各吞一粒，开水送下

按：此头痛服药三剂及灵砂黑虎丹七粒，其痛即止。结毒头痛，非灵砂黑虎丹不能取效也。长孙济万志。

居左 头痛如劈，筋脉掣起，痛连目珠。舌红绛，脉弦数。此肝阳化火，上扰清空。当壮水柔肝，以息风火，勿可过用风药。风能助火，风药多，则火势有更烈之弊。

小生地四钱　生白芍二钱　粉丹皮二钱　生石决八钱　薄荷叶八分　甘菊花三钱　羚羊片四分，另煎汁，冲服　夏枯花钱半　黑山栀二钱　黑芝麻三钱　嫩钩钩三钱，后入

詹右 产后血虚，厥阳上扰，头脑空痛，目花眩晕。脉弦细，舌光无苔。当养血柔肝，而潜厥阳。

大生地四钱　生白芍二钱　阿胶珠二钱　稽豆衣三钱　炒杭菊钱半　潼蒺藜三钱　熟女贞二钱　酸枣仁三钱　生石决八钱生牡蛎六钱　黑芝麻三钱　嫩钩钩三钱，后入

黄左 肝为风木之脏，赖肾水以滋养，水亏不能涵木，肝阳上扰清空，头痛眩晕，心悸少寐，筋惕肉瞤。恙久根深，非易速痊。当宜滋肾水以柔肝木，潜浮阳而安心神。

阿胶珠三钱　生白芍三钱　左牡蛎六钱　青龙齿三钱　朱茯神三钱　酸枣仁三钱　穞豆衣三钱　炒杭菊钱半　潼蒺藜二钱　仙半夏二钱　北秫米三钱，包　嫩钩钩三钱，后入　黑芝麻三钱　琥珀多寐丸一钱，吞服

郑右　诸风掉眩，皆属于肝。肝阴不足，肝阳上僭，头眩眼花，泛泛呕吐，纳谷减少。苔薄腻，脉弦滑。湿痰内阻，胃失降和。丹溪云：无痰不作眩。当柔肝潜阳，和胃化痰。

生白芍三钱　穞豆衣三钱　仙半夏二钱　明天麻一钱　朱茯神三钱　枳实炭一钱　炒竹茹一钱　陈皮一钱　潼白蒺藜各二钱　炒杭菊钱半　生石决八钱　嫩钩钩三钱，后入

肝阳肝气门

肝为将军之官，其性阴，其体阳，其发病也速。操劳过度，肝阳内动，化风上扰，痰热随之，清窍被蒙，神明不能自主，陡然神糊不语，牙关紧闭，四肢抽搐，脉沉似伏。良由血亏不能养肝，肝热生风。肝主筋，肝风入筋，所以四肢抽搐，痰气闭塞，脉道亦为之不利也。此为痉厥重症。肝属刚脏，非柔不克。当拟柔肝熄风，清神涤痰。

生白芍二钱　朱茯神三钱　鲜竹茹二钱　嫩钩钩三钱，后下　羚羊片八分，煎冲　水炙远志一钱　天竺黄钱半　川贝母三钱　生姜汁二滴，同冲　煨天麻八分　石菖蒲八分　淡竹油一两

风阳上扰，巅顶为病，痰湿内阻，胃失降和，所以耳鸣

失聪，两目红赤，视物模糊者，风阳之为患也。所以头眩泛恶者，胃气不降，而浊阴上僭也。舌质红苔黄，脉弦数。阴亏于下，阳浮于上，为象显然。治宜熄风清肝，而化痰浊。

薄荷叶八分　煅石决四钱　净蒌仁二钱　仙半夏一钱五分　冬桑叶三钱　炒竹茹一钱五分　甘菊花三钱　夏枯花一钱五分　嫩钩钩三钱，后下

劳心过度，心肾不足，肝阳易升。肝气易动，气郁于中，则胸膺牵痛；阳升于上，则头眩眼花；心肾不交，则夜不安寐；肾主骨，肝主筋，肝肾血虚，失于营养，则遍体痠楚。宜调益心肾，柔肝潜阳法。

生白芍二钱　朱茯神三钱　煅石决四钱　热女贞二钱　金铃子二钱　玫瑰水炒竹茹一钱　马料豆三钱　紫贝齿三钱　桑椹子二钱　甘杞子二钱　夜交藤四钱　滁菊花一钱五分　潼白蒺藜各一钱　左金丸包，七分

盛怒后，忽然心胸大痛，喜笑不休。脉沉伏，肢冷。久郁伤肝，肝病善怒，怒则气上，所以心胸大痛；气郁化火，扰于膻中，所以喜笑不休；气机窒塞，所以肢冷脉伏。种种见证，皆由肝病为患。木郁则达之，宜疏肝解郁，而理气机，若误为寒厥则殆矣。

银花炭三钱　金铃子二钱　制香附钱半　川贝母三钱　薄荷叶八分　青陈皮各一钱　上沉香四分　大白芍二钱　广郁金钱半　白蒺藜钱半　金器一具，入煎　苏合香丸一粒，去壳研细末化服

胁乃肝之分野，肝气挟痰瘀入络，气机不得流通，胁痛偏左，呼吸尤甚。肺司百脉之气，宜宣肺气以疏肝，化痰瘀而通络。

广郁金钱半　当归须二钱　延胡索一钱　广木香八分　旋覆

花钱半，包　真新绛八分　橘红络各一钱　丝瓜络二钱　炒竹茹钱半　青葱管钱半　鲜枇杷叶四张，去毛，包

呃噎门

倪右　脉象左弦涩、右濡滑，舌边红、中薄腻，见证胸闷气升，嗳气泛恶，食入作梗，痰多咳嗽，十余日未更衣，月事八旬未止。良由营血亏虚，肝气上逆，犯胃克脾，湿痰逗留中焦，肺胃肃降失司。恙经匝月，岂能再使蔓延。急宜平肝通胃，顺气化痰，以观动静。

代赭石三钱，煅　左金丸七分，包　瓜蒌皮二钱　薤白头一钱，酒炒　云茯苓三钱　水炙远志一钱　川象贝各二钱　旋覆花钱半，包　银柴胡八分　炒黑荆芥八分　姜竹茹一钱五分　仙半夏二钱　佛手露一钱，冲服　炒谷麦芽各三钱

王左　湿温伏邪，内陷少阴，引动冲气上击，犯胃冲肺，肃降之令无权，气喘呃逆，身热不扬。舌苔薄腻，脉象左关弦小而促，右濡细，趺阳虚弦而数，太溪似有似无。郑声神糊，时明时昧，正虚邪陷，神不守舍，显然可见矣。厥脱之变，指顾间事。勉拟摄纳卫气，和胃安神，以为无法之法，或有效验，亦未可知。

灵磁石四钱，煅　朱茯神三钱　仙半夏二钱　柿蒂五枚　左牡蛎四钱　炙远志一钱　炒竹茹一钱五分　刀豆壳三钱　花龙骨三钱　陈广皮一钱　吉林参一钱五分，另煎汁冲服　黑锡丹吞服，八分

余左　高年荣液本亏，肝气易于上逆，胃失降和。昨日食后，呃逆频频，逾时而止。脉弦小而滑，舌光无苔。治肝宜柔，治胃宜通。姑以养阴柔肝为主，和胃顺气佐之。

吉林参须一钱　　云茯苓三钱　　刀豆壳三钱　　生白芍一钱五分　代赭石二钱，煅　　合欢花一钱五分　　仙半夏一钱五分　　陈广皮一钱　旋覆花钱半，包　　柿蒂五枚　　潼白蒺藜各一钱五分　　清炙枇杷叶二钱，去毛，包

卷 十 一

孟河丁泽周甘仁著　长孙济万编辑

及门诸子程门雪、朱振声、陶可箴、钱乃振、刘佐彤、宋大仁同参

疝 气 门

　　厥阴之脉，循阴器而络睾丸。厥阴者，肝也。肝失疏泄，湿热下注，膀胱宣化失司，小溲夹浊，偏疝坠胀疼痛。苔腻，脉濡数。经云：诸液浑浊，皆属于肝。又云：肝病善痛。是无形之厥气，与有形之湿热，互相为患也。当宜疏泄厥气，淡渗湿热。

　　柴胡梢七分　延胡索一钱　路路通二钱　炒赤芍一钱五分　块滑石三钱　赤茯苓三钱　车前子三钱　荜茇梗一钱五分　金铃子二钱　陈橘核五枚，炙　粉萆薢三钱　黑山栀一钱五分　细木通八分　枸橘一枚，打

癃 闭 门

　　三焦者，决渎之官，水道出焉。上焦不宣，则下焦不通，以肺为水之上源，不能通调水道，下输膀胱也。疏其源则流自洁，开其上而下自通，譬之沉竹管于水中，一指遏其

上窍，则滴水不坠，去其指则管无余水矣，治癃闭不当如是乎？

苦桔梗一钱　带皮杏仁三钱　赤茯苓三钱　六一散三钱，包炙升麻八分　黑山栀一钱五分　黄柏一钱，盐水炒　知母一钱，盐水炒　鲜车前草汁二两　肉桂心二分，饭丸吞服　土牛膝根三钱　鲜藕汁二两，二味炖温冲服

小溲频数，少腹胀痛。经云：下焦络肾属膀胱，别于回肠而渗入焉。此证少阴真火不充，太阳之寒水，转为湿热所阻，少阴无火，故小溲数而不畅，太阳为湿热阻滞，故气不通而胀痛。法当暖脏泄热，冀火归其源，水得其道，宜滋肾通关饮。

肥知母三钱　川黄柏三钱　肉桂心三分

中气不足，溲便为之变。小溲频数，入夜更甚，延今一载余，症属缠绵。姑拟补中益气，滋肾通关。

炒潞党参钱半　清炙草五分　云茯苓三钱　陈广皮一钱　川升麻三分　清炙黄芪二钱　苦桔梗一钱　全当归二钱　生白术一钱五分　生蒲黄三钱，包　小蓟根二钱　滋肾通关丸三钱，包

遗 精 门

精藏于肾，而主于心；精生于气，而役于神；神动于中，精驰于下。遗泄已久，心悸头晕。补精必安其神，安神必益其气，宜益气养阴，安神固泄。

炒潞党参二钱　朱茯神三钱　大砂仁八分，研　剪芡实三钱　清炙黄芪三钱　生枣仁三钱　川黄柏八分　熟女贞二钱　大熟地

四钱　青龙齿四钱　桑螵蛸三钱　明天冬二钱　紫石英三钱　白莲须一钱五分

癸水不足，相火有余，精关因而不固。始患遗泄，延及上源，更兼咳嗽，恙久根深，非易速痊。拟壮水之主，以制阳光。

明天冬一钱五分　抱茯神三钱　左牡蛎四钱　竹沥半夏二钱　大生地三钱　黄柏炭八分　花龙骨三钱　炙远志肉一钱　潞党参三钱　带壳砂仁八分　剪芡实三钱　川象贝各二钱　甜光杏三钱　白莲须一钱五分

真阴不足，肝火客之，鼓其精房，乃病遗泄。内热口燥，头痛眩晕，拟育阴清肝，固摄精房。

明天冬一钱五分　黄柏炭八分　左牡蛎四钱　稆豆衣三钱　大生地三钱　春砂壳八分　青龙齿三钱　嫩钩钩三钱，后入　南北沙参各二钱　白莲须一钱五分

淋浊门

溲浊淋沥赤白，溺时管痛，湿胜于热则为白，热胜于湿则为赤。经云：诸转反戾，水液浑浊，皆属于热。一则热迫血分，一则湿郁下焦，瘀精留滞中途，膀胱宣化失司，赤浊白浊所由来也。拟清肝火，渗湿热，佐去瘀精。

龙胆草一钱五分　粉草薢三钱　细木通八分　黑山栀一钱五分　远志肉一钱　生草梢八分　粉丹皮一钱五分　琥珀屑三分，冲　淡黄芩一钱五分　川雅连三分　块滑石三钱　方通草八分

淋浊积年不愈，阴分已亏，而湿热未楚。肾与膀胱为表

里，肾阴不足，不能潜伏元阳，致浮阳溢入膀胱，蕴成湿热。宜育阴清化，缓图功效。

大生地四钱　云茯苓三钱　潼蒺藜三钱　山萸肉一钱五分　熟女贞二钱　粉丹皮一钱五分　黄柏炭八分　威灵仙二钱　福泽泻一钱五分　淮山药三钱　剪芡实二钱　猪脊髓二条，酒洗

毒　症

阴虚毒火上攻，喉疳腐烂，头痛鼻塞，肢节痠楚，此为余毒湿热留恋经络所致。症势缠绵，非易速痊。拟结毒紫金丹加减，育阴解毒，化湿通络。

玄武版①四钱　甘中黄八分　连翘壳三钱　丝瓜络二钱　生石决明八钱　胡黄连六分　寒水石三钱　仙遗粮四钱　朱茯神三钱　忍冬藤三钱　飞滑石三钱

五宝丹五分，分五次，开水送下

脊背腰髀疼痛，牵及两胁，屡进益气去风、化湿通络之剂，未见效机。今拟土茯苓散合金蟾脱壳煎加味。

土茯苓五钱　忍冬藤四钱　晚蚕沙三钱　西秦艽二钱　紫丹参二钱　五宝丹二分，开水送　土贝母五钱　连翘壳三钱　钻地风一钱五分　川独活一钱

另：干蟾皮半张，陈酒半斤，浸酒内一周时，将酒炖温服，服后睡一二小时。

---

① 玄武版：原作"元武板"，据文义改。下同。

卷 十 二

孟河丁泽周甘仁著　长孙济万编辑

及门诸子程门雪、朱振声、陶可箴、钱乃振、刘佐彤、宋大仁同参

便 血 门

身热六七日不退，大便脓血。脉郁数，苔黄。伏邪蕴蒸气分，湿郁化热入营，血渗大肠，肠有瘀浊，大便脓血，职是故也。今拟白头翁汤加味，清解伏邪，苦化湿热。

白头翁三钱　炒黄芩钱半　地榆炭钱半　杜赤豆五钱　北秦皮钱半　炒赤芍钱半　焦楂炭三钱　淡豆豉三钱　川雅连四分　炒当归二钱　炙甘草五分

身热不扬，大便脓血色紫。脉沉苔腻。脾为阴土之脏，统血之经，赖阳气以运行。脾阳不健，瘀浊留恋，血不循经而下溢，经所谓阴络伤则血下溢是也。身热不扬，阴盛而格阳于外也。当宜温运脾阳，而化瘀浊，以冀火土相生，阳气得以上升，阴血不致下走矣。

肉桂心三分　炒於术钱半　焦楂炭三钱　熟附子八分　炮姜炭六分　陈广皮一钱　炒当归二钱　炙甘草五分　大砂仁八分　炒赤芍钱半

便血色紫，腑行不实，纳谷衰少，此远血也。近血病在腑，远血病在脏，脏者肝与脾也。血生于心，而藏统之职，

司于肝脾。肝为刚脏，脾为阴土，肝虚则生热，热迫血以妄行；脾虚则生寒，寒泣血而失道，藏统失职，血不归经，下渗大肠，则为便血。便血之治，寒者温之，热者清之，肝虚者柔润之，脾虚者温运之，一方而擅刚柔温清之长，惟金匮黄土汤最为合拍，今宗其法图治。

土炒於术钱半　阿胶珠二钱　炒条芩一钱五分　灶心黄土四钱,荷叶包煎　陈广皮一钱　炙甘草五分　炒白芍一钱五分　抱茯神三钱　炮姜炭五分　炙远志一钱

肾阴不足，肝火有余，小溲频数，肛门坠胀，内痔便血。宜清养肺肾，取金水相生之义。

细生地三钱　西洋参钱半　炒槐花三钱,包　朱灯心二扎　粉丹皮二钱　大麦冬二钱　京赤芍二钱　脏连丸八分,包　黑山栀钱半　生草梢六分　淡竹茹钱半

内痔便血又发，气虚不能摄血，血渗大肠，兼湿热内蕴所致。拟益气养阴，而化湿热。

潞党参一钱五分　全当归二钱　荆芥炭八分　杜赤豆一两　炙黄芪二钱　大白芍一钱五分　侧柏炭一钱五分　清炙草六分　生地炭三钱　槐花炭三钱,包

脾脏受寒，不能摄血，肝虚有热，不能藏血，血渗大肠，肠内有热，经事不调。拟黄土汤两和肝脾，而化湿浊。

炮姜炭八分　炒白芍一钱五分　炒於术一钱五分　陈皮一钱　阿胶珠二钱　炙甘草六分　灶心黄土四钱,包煎

复诊　肠红大减，未能尽止，经事愆期，胸闷纳少，脾胃薄弱，运化失常。再拟和肝脾、化湿热，佐以调经。

原方加大砂仁八分，研，生熟谷芽各三钱。

溲 血 门

溺血之症，痛者为血淋，不痛者为尿血。肾阴不足，君相之火下移小肠，逼血下行。小溲带血，溺管不痛。脉象细小而数。王太仆曰：壮水之主，以制阳光。当宜育坎藏之真阴，清离明之相火。

大生地三钱　抱茯神三钱　小川连四分　蒲黄炭三钱　粉丹皮钱半　玄武版四钱　生甘草六分　生白芍二钱　淮山药三钱　阿胶珠三钱　黄柏炭一钱　藕节炭二枚

肝为藏血之经，脾为统血之脏。肝脾两亏，藏统失司，溲血甚多，小便频数，大便溏薄。舌中剥边黄腻，脉濡弦而数。阴无阳化，阳不生阴，膀胱宣泄无权，足肿面浮，脾虚之见象矣。拟归脾汤法引血归经，合滋肾通关丸生阴化阳。

西洋参三钱　抱茯神三钱　紫丹参二钱　焦谷芽三钱　清炙黄芪三钱　炒枣仁三钱　茜草根炭一钱　焦白芍一钱五分　活贯众炭三钱　炒於术一钱五分　滋肾通关丸二钱，包煎

二诊　溲血有年，血色紫黑，少腹胀满，小溲频数，大便溏薄，内热心悸，耳鸣头眩，面色萎黄，腿足浮肿。脉左弦小而数，右濡弦。肝虚不能藏血，脾虚不能统血，血随溲下。色紫黑，少腹满，宿瘀尚未清也。前进归脾法合滋肾丸，尚觉合度，再从原方复入通瘀之品。

前方去活贯众，加生草梢、蒲黄炭、琥珀屑、鲜藕。

三诊　溲血色紫，小溲频数，少腹疫胀，大便溏薄，兼有脱肛，头眩心悸耳鸣，腿足浮肿，两进归脾，病无进退，

脾虚固属显然；小溲频数，少腹瘕胀，肝热有瘀，亦为的当不移之理。惟病本虽在肝脾，病标却在膀胱。经云：胞移热于膀胱，则病溺血。膀胱者，州都之官，藏津液而司气化。气化不行，则病肿满。肺者，膀胱水道之上源也。治肝脾不应，治膀胱不应，今拟清宣肺气，去瘀生新，下病上取，另辟途径，以观后效。

西洋参三钱　抱茯神三钱　茜草根二钱　通天草一钱五分　川贝母二钱　炙远志一钱　紫丹参二钱　活贯众炭三钱　清炙枇杷叶三钱，去毛，包　生草梢八分

另：鲜车前草汁、鲜藕汁各一两，炖温冲服。

四诊　昨投清宣肺气，去瘀生新之剂，溲血已减，小便亦爽，下病治上，已获效征。惟面浮足肿，脘腹作胀，纳谷减少，头眩心悸，大便不实。明系肝体不足，肝用有余，脾弱不磨，运化失其常度。急其所急，缓其所缓，又当从肝脾着手。肝为乙木，脾为戊土，脾虚木横，顺乘脾土，固在意中，则治肝实脾，下病治上，亦一定不移之法矣。

生於术三钱　扁豆衣三钱　紫丹参二钱　荸荠梗一钱五分　远志肉一钱　云茯苓三钱　陈广皮一钱　生草梢八分　生熟苡仁各三钱　生熟谷芽各三钱　清炙枇杷叶三钱，去毛，包

五诊　溲血已止，小便不爽，足肿面浮，纳谷减少。脉尺部细小，寸关濡弦。此血虚肝气肝阳易升，脾弱水谷之湿不化也。血虚宜滋养，脾弱宜温燥，顾此失彼，动形掣肘。今拟健运中土，而化水湿。

炒白术三钱　陈广皮一钱　炒神曲三钱　滋肾通关丸二钱，包煎　连皮苓四钱　煨木香五分　谷麦芽各三钱　冬瓜皮一两，煎汤代水　清炙草八分　春砂壳八分　炒苡仁三钱

六诊　健运分消，肿仍不退，便溏口干不欲饮，面无华色，头眩耳鸣，纳谷减少。脉象尺部细小，寸关虚弦。血虚之体，肝阳易升，脾弱水谷之湿泛滥，欲扶脾土，须益命火。经所谓少火生气，气能生血，血不能自生，全赖水谷之精液所化。拟崇土渗湿法，再进一层。

炒於术三钱　连皮苓四钱　煨木香五分　滋肾通关丸一钱，包煎　红枣三枚　熟附片五分　陈广皮一钱　炒神曲三钱　焦苡仁三钱　清炙草四分　春砂壳八分　焦谷芽三钱　冬瓜皮五钱

七诊　身半以下肿依然，胸闷纳少，大便溏泄，小便短少，口干不多饮。舌薄腻，脉象尺部细小，寸关濡弦无力。皆由肝肾阳虚，水谷之湿，生痰聚饮，横溢于膜原之间。中气已虚，肝木来乘，气化不及州都，膀胱宣化无权也。再拟崇土渗湿，滋肾通关。

前方去木香、神曲，加炒淮药、炒车前子。

衄血门

始由腹痛，误服姜醋，辛热过度，引心肝之火上亢，阳络损伤，则血上溢。舌衄如涌，气粗喘促，口干不欲饮，欲小溲则大便随之。脉弦数而促，舌干涸无液。肺金化源告竭，龙雷之火飞越升腾，颇虑喘脱之险。急拟生脉汤救化源，犀角地黄汤清血热。

西洋参二钱　鲜生地三钱　生白芍二钱　鲜竹茹一钱五分　大麦冬二钱　犀角尖四分　粉丹皮一钱五分　鲜藕汁一杯，冲服　鲜铁石斛三钱　川贝母二钱　怀牛膝二钱

发乃血之余，血虚则发落。血虚生热，热搏营分，上为鼻衄，下为便血。宜养血清营主治。

细生地四钱　天麦冬各二钱　槐花炭二钱　夏枯草一钱五分
生甘草六分　粉丹皮一钱五分　侧柏炭一钱五分　肥知母一钱五分
冬桑叶三钱　川石斛三钱　鲜藕二两，切片入煎

卷 十 三

孟河丁泽周甘仁著 长孙济万编辑

及门诸子程门雪、朱振声、陶可箴、钱乃振、刘佐彤、宋大仁同参

调 经 门

沈右 气升呕吐，止发不常，口干内热，经事愆期，行而不多，夜不安寐。舌质红，苔薄黄，脉象左弦右涩，弦为肝旺，涩为血少。良由中怀抑塞，木郁不达，郁极化火，火性炎上，上冲则为呕吐，经所谓诸逆冲上，皆属于火是也。肝胆同宫，肝郁则 清净之府岂能无动，挟胆火以上升，则气升呕逆，尤为必有之象。口干内热，可以类推矣。治肝之病，知肝传脾。肝气横逆，不得舒泄，顺乘中土，脾胃受制。胃者，二阳也。经云：二阳之病发 心脾，有不得隐曲，女子不月。以心生血，脾统血，肝藏血，而细推荣血之化源，实由二阳所出。经云：饮食入胃，游溢精气，上输于脾。又云：中焦受气，取汁变化而赤，是谓血。又云：荣出中焦。木克土虚，中焦失其变化之功能，所生之血日少，上既不能奉生于心脾，下又无以泽灌乎冲任，经来愆期而少，已有不月之渐，一传再传，便有风消息贲之变，蚁穴溃隄，积羽折轴，岂能无虑。先哲云：肝为刚脏，非柔养不克；胃为阳土，非清通不和。拟进养血柔肝，和胃通经之法，不治

心脾，而治肝胃，穷源返本之谋也。第是症属七情，人非太上，尤当怡养和悦，庶使药达病所，即奏肤功，不致缠绵为要耳。

生白芍二钱　朱茯神三钱　仙半夏一钱五分　川石斛二钱　炒枣仁三钱　代赭石二钱，煅　旋覆花钱半，包　银柴胡一钱　青龙齿三钱　广橘白一钱　茺蔚子三钱　紫丹参二钱　鲜竹茹一钱五分　生熟谷芽各三钱　左金丸七分，包煎

二诊　气升呕吐未发，夜寐不安，经事行而不多。苔灰黄，按脉弦细而涩。皆由荣血亏耗，肝失条达，脾失健运，胃失降和为病。昨投养血柔肝，和胃降逆，助以调经之剂，尚觉获效。仍拟逍遥合覆赭二陈加减，但得木土不争，则诸恙可愈。

白归身二钱　朱茯神三钱　炒枣仁三钱　炒竹茹一钱五分　生白芍二钱　仙半夏一钱五分　青龙齿三钱　广橘白一钱五分　银柴胡八分　北秫米三钱，包　代赭石三钱，煅　茺蔚子三钱　川石斛三钱　旋覆花钱半，包　青橘叶钱半

李右　天癸初至，行而不多，腹痛隐隐，鼻红甚剧。气滞血瘀，肝火载血，不能顺注冲任，而反冲激妄行，上溢清窍，有倒经之象。逆者顺之，激者平之，则顺气祛瘀，清肝降火，为一定不易之法。

紫丹参二钱　怀牛膝二钱　全当归二钱　粉丹皮一钱五分　鲜竹茹三钱　茺蔚子三钱　制香附一钱五分　白茅花一钱，包　炒荆芥八分　福橘络一钱　春砂壳八分

吴右　经事愆期，临行腹痛。血室有寒，肝脾气滞。血

为气之依附，气为血之先导，气行血行，气止血止。欲调其经，先理其气，经旨固如此也。拟严氏抑气散，复入温通之品。

制香附一钱五分　云茯苓三钱　广艾绒八分　延胡索一钱
月季花八分　全当归二钱　茺蔚子三钱　金铃子二钱　大砂仁八分，研　紫丹参二钱　台乌药八分　怀牛膝二钱　陈广皮一钱

郑右　正虚邪伏，荣卫循序失常，形寒已久，纳少神疲，经事三月不行，渐成损怯。姑与扶正达邪，和营通经。

炒潞党二钱　抱茯神三钱　茺蔚子三钱　银柴胡八分　清炙草五分　紫丹参二钱　月季花八分　酒炒黄芩钱半　陈广皮一钱
仙半夏二钱　逍遥散三钱，包

二诊　寒热已止，纳减神疲，经事三月不行。脉象弦数。客邪虽退，而正气不复，冲任亏损，而经事不通。仍宗前法。

前方加怀牛膝二钱、西藏红花八分。

翁右　经停九月，胃纳不旺。经旨月事不以时者，责之冲任，冲为血海，隶于阳明。阳明者胃也，饮食入胃，化生精血，荣出中焦，阳明虚，则不能化生精血下注冲任，太冲不盛，经从何来？当从二阳发病主治，拟《金匮》温经汤加味。

全当归二钱　阿胶珠二钱　紫丹参二钱　赤白芍各钱半　川桂枝四分　吴茱萸四分　仙半夏二钱　炙甘草五分　茺蔚子三钱
大川芎八分　粉丹皮一钱五分　生姜二片　红枣二枚

徐右 经云：暴痛属寒，久痛属热；暴痛在经，久痛在络。少腹痛阵作，痛甚有汗，已延匝月。形寒纳少，咳嗽泛恶，胸闷不舒，口干引饮。肝热瘀阻，气滞不流，阴伤津少上承，肺虚痰热留恋。舌质红绛，脉细如丝。虚羸太极，恐难完璧。

金铃子二钱　旋覆花包，钱半　朱茯神三钱　赤白芍各钱半，炒　全瓜蒌切，四钱　光杏仁三钱　真新绛八分　川象贝各二钱　焦楂炭三钱　银柴胡八分　失笑散包，三钱　青橘叶一钱五分　炒山栀一钱五分

二诊　少腹痛已舒，泛恶渐止，有汗甚多，四肢逆冷，形瘦骨立，口渴欲饮。肝郁化热，热深厥深，阴伤津少上承，肺虚痰热留恋。舌质光，脉细依然。颇虑阴不敛阳，阳不藏阴，致有厥脱之变。皆由虚羸太极，不任攻补使然。

川石斛三钱　朱茯神三钱　川象贝各二钱　花龙骨四钱　乌梅炭八分　炒山栀一钱五分　大白芍二钱　浮小麦四钱　生白术一钱五分　银柴胡八分　紫丹参二钱　生熟谷芽各三钱　清炙枇杷叶三钱，去毛，包　柿霜八分

三诊　厥复汗收，胃纳渐进，佳兆也。形瘦骨立，脉细如丝，舌红而绛，咳嗽泛恶。木郁化火，肝病传脾，阴伤津少上承，肺虚痰热留恋。《难经》云：从所不胜来者为贼邪。虽见转机，未足恃也。

前方去朱茯神、紫丹参、柿霜，加生甘草五分、陈木瓜二钱。

王右 适值经临，色紫黑，少腹胀痛拒按，痛甚有晕厥之状。形寒怯冷，口干不多饮，苔黄腻，脉濡涩。新寒外

束，宿瘀内阻。少腹乃厥阴之界，厥阴为寒热之脏，肝失疏泄，气滞不通，不通则痛矣。气为血之帅，气行则血行，行血以理气为先，旨哉言乎！

肉桂心五分　金铃子二钱　春砂壳二钱　青橘叶一钱五分小茴香八分　延胡索一钱　失笑散包，三钱　细青皮一钱　茺蔚子三钱　焦楂炭三钱　制香附一钱五分　酒炒白芍二钱　两头尖酒浸，包，一钱五分

另：食盐末二两，香附末四两，酒、醋炒，熨腹痛处。

吴右　女子二七而天癸至。年十六矣，经犹未行，面色㿠白，心悸跳跃，神疲乏力，荣血亏耗，无以下注冲任使然。舌苔薄腻，脉象濡小无力。姑与和荣通经。

全当归二钱　抱茯神三钱　青龙齿三钱　青橘叶一钱五分京赤芍二钱　广橘白一钱　鸡血藤二钱　月季花八分　紫丹参二钱　茺蔚子三钱　嫩钩钩三钱，后下

胎 前 门

腰为肾府，胎脉亦系于肾，肾阴不足，冲任亦亏。妊娠四月，忽然腹痛坠胀，腰瘀漏红，脉细小而弦。胎气不固，营失维护，虑其胎堕。急拟胶艾四物汤养血保胎。

阿胶珠二钱　生白术一钱五分　厚杜仲二钱　大白芍一钱五分广艾炭八分　炒条芩一钱五分　川断肉二钱　苎麻根二钱　白归身二钱　生地炭四钱　桑寄生二钱

怀孕足月，漏红迭见，是血虚有热，冲任不固。胎之生

发由于血，今血溢妄行，胎萎不长，不能依时而产也。拟养血清热，而固胎元。

阿胶珠二钱　生地炭四钱　白归身二钱　炙黄芪三钱　苎麻根二钱　炒条芩一钱五分　嫩白薇一钱五分　大白芍一钱五分　西洋参一钱五分　藕节炭二枚

严右　咳嗽轻减之后，忽然漏红甚多。舌质淡红，脉弦小而数。怀麟七月，正属手太阴司胎，太阴原有燥邪，引动肝火，由气入荣，血得热以妄行，颇虑热伤胎元，致成小产。急宜养荣泄　热以保胎，佐入滋水清肝而润肺。

蛤粉炒阿胶三钱　生地炭三钱　侧柏炭一钱五分　厚杜仲三钱　生白术一钱五分　光杏仁三钱　冬桑叶三钱　炒条芩一钱　川象贝各二钱　冬瓜子三钱　鲜藕四两，去皮，切片，入煎　枇杷叶露四两，后入

蔡右　怀麟八月，腰痠漏红。疫喉痧四天，寒热不退，痧子隐隐，布而不透，咳嗽泛恶，咽喉掀红作痛。舌质红，苔粉白，脉象濡滑而数。风温疫疠之邪，蕴袭肺胃二经，两两相衡，自以清　温解疫为要。疫邪一日不解，则胎元一日不安，急宜辛凉汗解，宣肺化痰，不必安胎，而安胎止漏之功即在是矣。

薄荷叶八分　苦桔梗一钱　连翘壳三钱　荆芥穗一钱五分　江枳壳一钱　光杏仁三钱　净蝉衣八分　轻马勃八分　象贝母三钱　淡豆豉三钱　熟牛蒡二钱　鲜竹茹二钱　芫荽子一钱五分

唐右　受寒停滞，脾胃为病，清浊混淆，腹痛泄泻，似

痢不爽，有坠胀之状，胸闷不纳。舌光无苔，按脉濡迟。怀娠四月，颇虑因泻动胎。急宜和中化浊，佐保胎元。

藿香梗—钱五分　云茯苓三钱　六神曲三钱　陈广皮—钱　炒扁豆衣三钱　焦楂炭三钱　生白术—钱五分　大腹皮二钱　带壳砂仁八分　焦谷芽四钱　陈莱菔子三钱　干荷叶—角

吴右　牙齿属胃，胃火循经上升，风热之邪未楚，左颧面肿　红已退，右颧面漫肿又起。内热口干，心中嘈杂。舌质淡红，脉象滑数。怀麟足月，胎火内炽，宜辛凉清解，而清胎热。

薄荷叶八分　天花粉三钱　生赤芍二钱　熟牛蒡二钱　生甘草八分　大贝母三钱　冬桑叶三钱　苦桔梗—钱　炙僵蚕三钱　甘菊花三钱　金银花三钱　连翘壳三钱　鲜竹叶三十张　活芦根—尺，去节

戴右　怀麟二十月，漏红五六次，腹已大，乳不胀。脉弦小而滑。冲任亏损，肝火入荣，血热妄行，不得养胎，故胎萎不长，不能依期而产也。当宜益气养血，清荣保胎，俾气能摄血，血足荫胎，胎元充足，瓜熟自然蒂落。

吉林参须—钱　生黄芪三钱　生地炭三钱　厚杜仲三钱　生白术二钱　白归身二钱　阿胶珠二钱　炒条芩—钱　侧柏炭—钱五分　生白芍二钱　桑寄生三钱　鲜藕—两，切片入煎

张右　妊娠九月，便溏旬余，漏红色紫，腰不痠，腹不坠，殊非正产之象。良由肝虚不能藏血，脾虚不能统血，中焦变化之汁，尽随湿浊下注也。舌苔薄腻，脉象弦滑。当

宜培养中土，而化湿浊。俾得健运复常，则生气有权，而胎元易充易熟矣。

生白术三钱　云茯苓三钱　春砂壳八分　桑寄生二钱　炒淮药三钱　陈广皮一钱　焦楂炭三钱　藕节炭二枚　炒扁豆衣三钱　煨木香五分　焦麦芽三钱　干荷叶一角

二诊　孕已足月，腹痛腰瘆，谷道坠胀，中指跳动，正产之时已届。气足则易送胎，血足则易滑胎。惟宜大补气血，以充胎元，水足则舟行无碍之意。

炙黄芪五钱　抱茯神三钱　陈广皮一钱　大白芍一钱五分　大熟地五钱　菟丝子二钱　炒黑荆芥八分　生白术二钱　白归身三钱　大川芎五分　红枣五枚

产 后 门

新产五日，陡然痉厥不语，神识时明时昧。脉郁滑，舌薄腻。良由气血亏耗，腠理不固，外风引动内风，入于经络。风性上升，宿瘀随之，蒙蔽清窍，神明不能自主，所以痉厥迭发，神糊不语，症势重险！勉拟清魂散加减，和营祛风，清神化痰。

吉林参须五分　炙甘草五分　琥珀屑六分，冲　嫩钩钩三钱，后入　紫丹参二钱　朱茯神三钱　鲜石菖蒲八分　泽兰叶钱半　炒黑荆芥炭八分　炙远志一钱　童便一酒盅，炖温冲服

血藏于肝，赖脾元以统之，冲任之气以摄之。肝肾两亏，气不固摄，脉细小。当宜培养肝脾，调摄冲任，八珍汤加减。

潞党参二钱　　炙甘草四分　　白归身二钱　　大白芍一钱五分
抱茯神三钱　　阿胶珠二钱　　血余炭二钱　　川断肉二钱　　炒於术一钱五分　　生地炭四钱　　葛氏十灰丸二钱，包煎

新产后去血过多，头眩眼花，神昏气喘，自汗肢冷，脉细如丝。此乃血去阴伤，阴不抱阳，阳不摄阴，正气难以接续，浮阳易于上越，气血有涣散之虑，阴阳有脱离之险，血脱重症，危在顷刻！勉仿经旨血脱益气之义，以冀万一之幸。

吉林参须一钱　　全当归三钱　　养正丹二钱，包煎

产后腹痛，小溲淋漓，脉弦紧右濡细。此营血已亏，宿瘀未楚，挟湿下注膀胱，宣化失司。宜和营祛瘀，通利州都。

全当归二钱　　朱茯神三钱　　泽兰叶一钱五分　　荸荠梗一钱五分
紫丹参二钱　　生草梢八分　　益母草三钱　　大川芎八分　　绛通草八分　　琥珀屑六分，冲

产后寒热，汗多不解，大便溏泄。卫气不能外护，荣虚失于内守，营卫不和，邪不易达，健运无权。当宜调和营卫，扶土和中。

川桂枝三分　　云茯苓三钱　　炙甘草五分　　炒白芍一钱五分
扁豆衣三钱　　炒苡仁三钱　　生白术一钱五分　　陈广皮一钱　　谷麦芽各三钱　　红枣二枚　　生姜二片　　干荷叶一角

产后肺脾两亏，肃运无权，遍体浮肿，咳嗽气逆，难以平卧，脉象濡软而滑。经云：诸湿肿满，皆属于脾。脾虚生湿，湿郁生水，水湿泛滥，无所不到。肺为水之上源，不能通调水道，下输膀胱，聚水而为肿也。肺病及肾，肾气不纳，肺虚不降，喘不得卧，职是故也，喘肿重症。拟五苓、

五皮合苏子降气汤，肃运分消，顺气化痰，以望转机。

生白术一钱五分　肉桂心三分　炙白苏子二钱　淡姜皮六分　连皮苓四钱　化橘红八分　炙桑皮三钱　川椒目十粒　粉猪苓二钱　光杏仁三钱　象贝母三钱　济生肾气丸三钱，包煎

新产后气血已亏，恶露未楚，感受时气氤氲之邪，引动先天蕴毒，由内达外，天痘已布，尚未灌浆，身热骨楚。苔薄腻，脉濡数。经云：邪之所凑，其气必虚。宜益气托浆，和营祛瘀。

生黄芪三钱　全当归二钱　杜红花八分　生甘草四分　京赤芍钱半　益母草三钱　桃仁泥钱半，包　紫丹参二钱　净蝉衣八分　鲜笋尖二钱　生姜一片　红枣二枚

未产之前，发热咳嗽，风温伏邪，蕴蒸气分，肺胃两经受病。今产后发热不退，更甚于前，恶露未楚，苔黄脉数。良由气血已亏，宿瘀留恋，伏邪不达，邪与虚热相搏，所以身热更甚也。投解肌药不效者，因正虚不能托邪外出也。今宗傅青主先生加入人参生化汤，养正达邪，去瘀生新，助入宣肺化痰之品。

吉林参须八分　大川芎八分　荆芥炭八分　炙桑叶三钱　炙甘草五分　炮姜炭四分　光杏仁三钱　全当归二钱　桃仁泥钱半，包　象贝母三钱　童便一酒盅，炖温冲服

人身之经络，全赖血液以滋养。产后阴血已亏，不能荣养经脉，邪风入络，络有宿瘀，不通则痛，以致手不能举，足不能履，肢节痹痛，脉细涩。当宜养血祛风，去瘀通络。

全当归二钱　大川芎八分　青防风八分　大白芍一钱五分　木防己二钱　西秦艽二钱　陈木瓜二钱　茺蔚子三钱　紫丹参二钱　怀牛膝二钱　嫩桑枝四钱，酒炒

产后五朝，腹痛阵作，拒按，甚则泛恶，脉弦细而紧。新产荣血已伤，宿瘀交阻，上冲于胃，胃失降和，凝滞于中，气机窒塞，所谓不通则痛也。产后以去瘀为第一要义，当宜和荣去瘀，盖瘀血去则新血可生，不治痛而痛自止。

全当归二钱　五灵脂三钱　延胡索一钱　杜红花八分　大川芎八分　陈广皮一钱　台乌药八分　桃仁泥钱半，包　益母草三钱　紫丹参二钱　炙没药一钱　制香附一钱五分　炮姜炭四分

鼻鸣鼻干，干呕，咳嗽不爽，肺有燥邪也。胸闷不舒，口甜时苦，胃有湿热也。胸前板痛，按之更甚，痰滞阻于贲门也。自汗甚多，内热不清，遍体骨楚，正虚阴不足也。病起胎前，延及产后，诸药备尝，时轻时剧，良以体虚邪实，肺燥痰湿，攻既不得，补又不可，清则助湿，燥则伤阴，每有顾此失彼之忧，尤多投鼠忌器之虑。同拟两法并进，先投苦温合化，开其中隔之痰湿，继进甘凉生津，润其上焦之烦躁，是否有当，尚希高明裁政。

先服　水炒川雅连四分　竹沥半夏二钱　枳实炭一钱　淡干姜三分　橘白络各八分　生蛤壳六钱　薤白头钱半，酒炒　川贝母三钱　白残花五分

后服　鳖血炒银柴胡一钱　天花粉三钱　鲜竹叶茹各一钱五分　地骨皮炒，钱半　冬桑叶三钱　活芦根一尺，去节　鲜枇杷叶五张，去毛，包

张右① 新产后荣阴亏耗，恶露未楚，旧患便溏，脾土薄弱，胃呆纳少。舌苔薄腻，脉象濡缓，新邪旧恙，治宜兼

---

① 右：原作"左"，据文义改。

顾。姑拟和荣生新，扶土和中。

全当归二钱　云茯苓三钱　生白术一钱五分　益母草三钱
紫丹参三钱　杜红花五分　焦楂炭二钱　大川芎五分　炮姜炭四
分　炒谷芽三钱　炒赤砂糖三钱　干荷叶一角

二诊　新产三朝，昨起寒热，至今未退，头痛骨楚，胸
闷不思饮食。舌苔薄腻，脉象弦滑带数。此营血已亏，恶露
未楚，氤氲之邪乘隙而入，荣卫循序失常。姑拟清魂散合生
化汤加味，一以疏邪外达，一以祛瘀生新。

紫丹参二钱　大川芎四分　炮姜炭三分　炒黑荆芥炭一钱五分
益母草二钱　杜红花六分　清水豆卷三钱　炒赤砂糖三钱　全当
归二钱　焦楂炭三钱　炒谷芽四钱　炒白薇一钱　干荷叶一角

三诊　新产五朝，寒热轻而复重，头痛骨楚，胸闷不思
饮食，舌苔腻布，恶露未止，脉象弦滑带数。宿瘀留恋，氤
氲之邪挟痰滞交阻阳明为病。再宜清魂散合生化汤，复入疏
散消滞之品。

紫丹参二钱　杜红花八分　枳实炭一钱　炒白薇钱半　炒黑
荆芥钱半　全当归一钱五分　焦楂炭三钱　益母草二钱　淡豆豉三
钱　大川芎五分　炒谷芽四钱　保和丸三钱，包煎

四诊　新产八朝，形寒身热，有汗不解，胸闷，杳不思
纳，渴不多饮。舌苔薄腻而黄，脉象弦滑带数。客邪移于少
阳，宿瘀未楚，荣卫失常，有转疟之机括，还虑缠绵增剧。
再拟小柴胡汤合清魂散、生化汤，复方图治。

吉林参须五分　杜红花八分　清水豆卷四钱　嫩白薇一钱五
分　软柴胡五分　全当归二钱　紫丹参二钱　大川芎四分　炒黑
荆芥一钱　全瓜蒌切，三钱　炒谷芽三钱　益母草二钱　通草八分

五诊　新产十二朝，寒热得退，胸闷不纳如故，小溲短

赤，舌苔薄腻。阴血已亏，蕴湿未楚，脾胃运化无权，再宜养正祛瘀，和胃化湿。

吉林参须五分　赤茯苓朱砂拌，三钱　全当归二钱　清水豆卷三钱　炒黑荆芥五分　福泽泻一钱五分　谷麦芽炒，各三钱　益母草二钱　陈广皮一钱　紫丹参二钱　通草八分　佩兰梗一钱五分　大砂仁五分，研　干荷叶一角

张右　产后两月，荣阴未复，重感新邪，内停宿滞，肺胃为病。形寒身热，有汗不解，脘痞作痛，纳少泛恶，且又咳嗽，经行色紫。舌苔白腻，脉象左弦右濡。标邪正在鸱张，不能见虚投补，姑拟疏邪消滞，和中祛瘀，病去则虚自复。

炒黑荆芥钱半　清水豆卷四钱　赤茯苓三钱　金铃子二钱　光杏仁三钱　仙半夏一钱五分　延胡索一钱　嫩前胡一钱五分　象贝母三钱　枳实炭一钱　茺蔚子二钱　带壳砂仁八分　炒谷麦芽各三钱　佛手八分

二诊　形寒身热渐解，脘痞作痛，咳嗽则痛辄剧，纳少泛恶，小溲短赤，经行色紫。舌质红，苔薄腻，脉左弦右濡。产后荣阴未复，外邪宿滞，挟肝气横逆，肺胃肃降失司。投剂合度，仍宜宣肺化痰，理气畅中。

嫩前胡一钱五分　赤茯苓三钱　川楝子二钱　象贝母三钱　仙半夏二钱　炒枳壳一钱　延胡索一钱　茺蔚子三钱　川郁金一钱五分　光杏仁三钱　春砂壳八分　绛通草八分　台乌药八分　炒谷麦芽各三钱

马右　未产之前，已有痛风，产后二十一天，肢节痹痛，痛处浮肿，痛甚于夜，不能举动，形寒内热，咳嗽痰

多。风湿痰瘀，羁留络道，荣卫痹塞不通，肺失清肃，胃失降和，病情夹杂，非易图治。姑拟和荣祛风，化痰通络。

　　紫丹参二钱　朱茯神三钱　光杏仁三钱　木防己二钱　炒黑荆芥一钱　远志肉一钱　象贝母三钱　夜交藤四钱　炒白薇二钱　西秦艽二钱　藏红花八分　甜瓜子三钱　嫩桑枝四钱　泽兰叶二钱

　　李右　产后二十四天，荣血已虚，恶露未楚，腹痛隐隐，纳谷减少，畏风怯冷，有汗不解，旬日未更衣。舌无苔，脉象濡细。卫虚失于外护，荣虚失于内守，肠中津液枯槁，腑垢不得下达也。仿傅青主加参生化汤意，养荣祛瘀，和胃润肠。

　　吉林参须一钱　紫丹参三钱　春砂壳八分　生熟谷芽各三钱　全当归三钱　藏红花四分　全瓜蒌切，四钱　益母草一钱五分　大川芎四分　炮姜炭三分　大麻仁研，四钱

　　朱右　产后八旬，寒热匝月，痰多纳减，脉象虚弦而数。气虚则寒，荣虚则热，胃虚纳减，脾弱痰多，势成蓐痨。姑宜八珍汤加减，以望转机。

　　炒潞党参三钱　全当归二钱　银州柴胡八分　云茯苓三钱　大白芍二钱　嫩白薇一钱五分　米炒於术钱半　广橘白一钱　大熟地三钱　炮姜炭三分　生熟谷芽各三钱

　　张右　新产十一天，恶露不止，少腹作痛，咳嗽声音不扬。风寒包热于肺，宿瘀留恋下焦。脉象浮濡带滑。姑拟祛瘀生新，开胃化痰。

　　全当归二钱　抱茯神三钱　光杏仁三钱　嫩射干五分　紫丹

参二钱　　金铃子二钱　　象贝母三钱　　春砂壳八分　　净蝉衣八分
延胡索一钱　　藏红花八分　　冬瓜子三钱

崩 漏 门

　　血生于心，藏于肝，统于脾。肝脾两亏，藏统失司，崩
漏已久。迩来面浮足肿，纳少便溏。脉细，舌绛。此阴液已
伤，冲任之脉失固，脾胃薄弱，水谷之湿不化。人以胃气为
本，阴损及阳，中土败坏，虚象迭见，已入险途！姑拟益气
生阴，扶土运中，以冀阳生阴长，得谷则昌为幸。

　　炒潞党参二钱　　炙甘草五分　　连皮苓四钱　　生熟谷芽各三钱
米炒於术钱半　　扁豆衣三钱　　陈广皮一钱　　炒淮药三钱　　干荷叶
一角　　炒苡仁四钱　　炒补骨脂钱半

　　崩漏不止，形瘦头眩，投归脾汤不效。按脉细数，细为
血少，数为有热。营血大亏，冲任不固，阴虚于下，阳浮于
上，欲潜其阳，必滋其阴，欲清其热，必养其血。拟胶艾四
物合三甲饮，滋养阴血而潜浮阳，调摄冲任而固奇经。

　　阿胶珠二钱　　生地炭四钱　　大白芍一钱五分　　左牡蛎四钱
广艾炭八分　　白归身二钱　　丹皮炭一钱五分　　炙龟版三钱　　炙鳖
甲三钱　　贯众炭三钱　　血余炭二钱　　鲜藕一两，切片，入煎

　　肝脾两亏，藏血统血两脏失司。经漏如崩，面色萎黄，
按脉细小，腰骨痠楚。腰为肾腑，肾主骨，肾虚故腰痛而骨
痠。兹从心脾二经调治，拟归脾汤加味，俾得中气充足，方
能引血归经。

　　潞党参三钱　　清炙草五分　　远志肉一钱　　厚杜仲二钱，盐水炒

红枣两枚　炙黄芪三钱　抱茯神三钱　白归身二钱　川断肉二钱
桂元肉二钱　甜冬术一钱五分　炒枣仁三钱　大白芍一钱五分　阿
胶珠二钱　藕节炭两枚

冲任亏损，不能藏血。经漏三月，甚则有似崩之状，腰痠骨楚。舌淡黄，脉细涩，心悸头眩。血去阴伤，厥阳易于升腾。昔人云：暴崩宜补宜摄，久漏宜清宜通，因未尽之宿瘀留恋冲任，新血不得归经也。今拟胶艾四物汤，调摄冲任，祛瘀生新。

阿胶珠二钱　朱茯神三钱　大白芍二钱　紫丹参二钱　广艾叶八分　生地炭四钱　大砂仁八分，研　百草霜一钱，包　白归身二钱　炮姜炭四分　炒谷麦芽各三钱

钱右　漏红带下，时轻时剧，便后脱肛，肛门坠胀，腑行燥结，腰腿痠楚，脉象虚弦。气虚不能摄血，血亏肝阳上升。拟补中益气，调摄奇经，冀望气能摄血，血自归经。

生黄芪三钱　白归身三钱　大白芍二钱　全瓜蒌切，四钱　吉林参须八分　朱茯神三钱　稽豆衣三钱　苦桔梗一钱　清炙草六分　炒枣仁三钱　柏子仁三钱　嫩钩钩后入，三钱　黑芝麻三钱　松子肉三钱

带 下 门

营虚肝旺，肝郁化火，脾虚生湿，湿郁生热。湿热郁火流入带脉，带无约束之权，以致内热溲赤，腰痠带下；湿热下迫大肠，肛门坠胀。郁火宜清，清火必佐养营，蕴湿宜

渗，渗湿必兼扶土。

　　白归身二钱　　赤茯苓三钱　　厚杜仲二钱　　六一散三钱，包
大白芍二钱　淮山药三钱　乌贼骨三钱　炒条芩一钱五分　黑山
栀一钱五分　黄柏炭八分　生白术一钱五分　荸荠梗一钱五分

　　三阴不足，湿热下注。带下频频，阴挺坠胀，腑行不
实，里急后重。拟益气升清，滋阴化湿。

　　生黄芪三钱　　黄柏炭八分　　小生地三钱　　川升麻三分　　蜜炙
枳壳一钱　乌贼骨三钱　粉丹皮一钱五分　净槐米三钱，包　生草
梢八分　苦桔梗一钱　福泽泻一钱五分　威喜丸三钱，包煎

　　营血亏，肝火旺，挟湿热入扰带脉。带下赤白，头眩腰
痠。与养血清肝，化湿束带。

　　白归身二钱　　云茯苓三钱　　厚杜仲二钱　　鲜藕二两，切片　　生
苡仁四钱　乌贼骨三钱　生白芍二钱　嫩白薇一钱五分　川断肉二
钱　黄柏炭八分　粉丹皮一钱五分　福泽泻一钱五分　生白术三钱
震灵丹三钱，包

　　复诊　赤白带下，已见轻减。经事超前，营阴不足，肝
火有余，冲任不调。再拟养血柔肝，而调奇经。

　　前方去白薇，加炙鳖甲三钱。

卷 十 四

孟河丁泽周甘仁著　长孙济万编辑

及门诸子程门雪、朱振声、陶可箴、钱乃振、刘佐彤、宋大仁同参

外　科

脑　疽

张左　正脑疽两候。疮口虽大，而深陷不起，疮根散漫不收，色红疼痛。舌质光红，脉象濡缓。气虚血亏，不能托毒外出，痰湿蕴结，荣卫不从，症势重险！再宜益气托毒，和荣化湿，冀其疮顶高起，根脚收缩，始有出险之幸。

生黄芪八钱　全当归三钱　抱茯神三钱　生首乌四钱　生潞党参三钱　京赤芍二钱　炙远志肉—钱　白茄蒂—钱　生草节八分　紫丹参三钱　鹿角霜三钱　陈广皮—钱　大贝母三钱

外用阳和膏黑虎丹、九黄丹、补天丹。

钱左　脑疽三日，红肿寒热。外邪客于风府，蕴热上乘，邪热相搏，血瘀停凝。法当疏散。

荆芥穗钱半　青防风—钱　全当归二钱　京赤芍二钱　大贝母三钱　炙僵蚕三钱　羌活—钱　大川芎八分　香白芷八分

二诊　投剂后，得大汗，热退肿减。再与和解。

全当归二钱　京赤芍二钱　大川芎八分　生草节八分　苦桔

梗—钱　大贝母三钱　炙僵蚕三钱　晚蚕砂三钱，包　丝瓜络二钱
香白芷六分　　万灵丹一粒，入煎

柯左　脑旁属太阳，为寒水之府，其体冷，其质沉，其脉上贯巅顶，两旁顺流而下。花甲之年，气血已亏，加之体丰多湿，湿郁生痰，风寒侵于外，七情动于中，与痰湿互阻于太阳之络，荣卫不从，疽遂成矣。所喜红肿高活，尚属佳象，起居调摄，尤当自慎。

生黄芪三钱　青防风—钱　生草节八分　苦桔梗—钱　陈广皮—钱　仙半夏二钱　大川芎八分　大贝母三钱　炙僵蚕三钱
羌活—钱　小金丹—粒，陈酒化服

二诊　脑疽偏者较正者难治。前方连服三剂，根盘略收，疮顶高突，有溃脓之势。今症位虽偏，形势尚佳，所喜疮头起发，胃纳健旺，人以胃气为本，有胃则生，书有明文。再拟消托兼施法。

生黄芪三钱　全当归二钱　京赤芍二钱　陈广皮—钱　仙半夏三钱　生草节八分　苦桔梗—钱　炙甲片钱半　皂角针钱半
笋尖三钱　大贝母三钱　炙僵蚕三钱　香白芷八分

三诊　叠进提托之剂，得脓甚畅，四围根盘渐收，调养得宜，生机有庆。

生黄芪三钱　全当归二钱　京赤芍二钱　紫丹参二钱　陈广皮—钱　仙半夏三钱　云茯苓三钱　制首乌三钱　生草节八分
红枣二枚

夭　疽

唐左　夭疽肿硬，位在左耳之后，症由情志抑郁，郁而

生火，郁火挟血瘀凝结，营卫不从，颇虑毒不外泄，致有内陷之变。急与提托，冀其速溃速腐，得脓为佳。

银柴胡—钱　全当归二钱　京赤芍二钱　川象贝各二钱　生草节八分　陈广皮—钱　炙远志—钱　炙僵蚕三钱　炙甲片钱半　皂角针钱半　琥珀蜡矾丸—粒，开水化服

二诊　前投提托透脓之剂，疮顶红肿高活，有溃脓之象，是属佳兆。惟恙从七情中来，务须恬愉虚无，心旷神怡，胜乞灵于药石也。

生黄芪三钱　全当归二钱　京赤芍二钱　紫丹参二钱　生草节八分　银柴胡八分　生香附—钱　皂角针钱半　川象贝各三钱　炙僵蚕三钱　笋尖三钱　琥珀蜡矾丸—粒，开水化服

三诊　疽顶隆起，内脓渐化，旋里调护，可保无虑矣。

全当归二钱　京赤芍二钱　银柴胡八分　生草节八分　川象贝各三钱　炙僵蚕三钱　陈广皮—钱　半夏曲二钱　制首乌三钱　香白芷六分

何右　夭疽匝月，色黑平塌。神糊脉细，汗多气急，阴阳两损，肝肾俱败。疡症中之七恶已见，虽华佗再世，亦当谢不敏也。勉方冀幸。

吉林参二钱　生黄芪六钱　血鹿片八分　生於术二钱　清炙草八分　云茯苓三钱　炮姜炭五分　川贝母三钱　大熟地四钱　五味子六分　左牡蛎四钱　半夏曲三钱

二诊　服药后，神清思食，脉象弦硬。此系孤阳反照，不足恃也。勉宗前法，以冀万一。

原方加熟附片一钱。

骨槽风

　　周左　骨槽风肿硬不痛，牙关拘紧，缠绵二月余，此阴症也。位在少阳，少阳少血多气之脏，脉络空虚，风寒乘隙而入，痰瘀凝结，徒恃清凉无益也。法当温化，阳和汤主之。

　　净麻黄五分　肉桂心四分　大熟地四钱，二味同捣　炮姜炭五分　生草节八分　白芥子一钱，炒研　鹿角霜三钱　小金丹一粒，陈酒化服

　　按：周姓系余之乡戚。初延当地疡医治之，皆用清凉散火之剂，愈服而肿愈坚。后离乡来沪，邀余设法。余转求于师。师曰：此骨槽风也。初用荆防败毒、万灵丹之类，可以取效；医者不察，妄用清凉，以致风寒痰瘀，胶结不化。幸年方少壮，体质尚强，脾胃未见败象，否则殆矣。即内服阳和汤，外用生姜切片上按艾绒灸之，再覆以阳和膏。如比五日，牙关渐利。旋因客旅起居不便，归家依法调治，照原方连服二十四剂，病竟全愈。佐彤谨志。

　　朱右　骨槽风破溃经年，脓积成骨，流水清稀，气血两亏，不能载毒外出，缠绵之症也。法与补托。

　　潞党参三钱　生黄芪四钱　全当归二钱　京赤芍二钱　云茯苓三钱　炮姜炭五分　陈广皮一钱　川贝母三钱　炙僵蚕三钱　香白芷六分

　　金右　骨槽风穿腮落齿，脓水臭秽，症属棘手。

　　西洋参二钱　北沙参三钱　川石斛四钱　赤白芍各钱半　金

银花三钱　粉丹皮二钱　川贝母三钱　天花粉三钱　旱莲草二钱
黛蛤散六钱，包

施左　颐肿坚硬，寒热交作，牙关开合不利，骨槽风之渐也。宜与疏散。

荆芥穗钱半　青防风一钱　薄荷叶八分　炒牛蒡二钱　生草节八分　苦桔梗一钱　大贝母三钱　炙僵蚕三钱　晚蚕砂三钱，包山慈姑片八分　万灵丹一粒，入煎

二诊　寒热已退，肿硬渐消，此系风痰交阻络道所致。再与疏散。

荆芥穗钱半　青防风一钱　薄荷叶八分　炒牛蒡二钱　生草节八分　苦桔梗一钱　大贝母三钱　炙僵蚕三钱　小青皮一钱光杏仁三钱　万灵丹一粒，入煎

洪左　颊车漫肿焮红，且有寒热，肝胃之火升腾，风热之邪外乘。宜以清疏。

荆芥穗钱半　青防风一钱　薄荷叶八分　炒牛蒡二钱　生石膏四钱，打　生草节八分　苦桔梗一钱　京赤芍二钱　大贝母三钱炙僵蚕三钱　金银花三钱　茅芦根各一两

邹左　骨槽痛内外穿溃，腐烂已久。气阴两伤，少阴伏热上升，喉痹燥痛，蒂丁下坠，妨于咽饮，咳嗽痰浓夹红。舌质红绛，脉象濡小而数。加之手足浮肿，动则气喘，胸膺骨胀。肺络损伤，子盗母气，脾土薄弱。肺喜清润，脾喜香燥，治肺碍脾，治脾碍肺，棘手重症。勉拟培土生金，养肺化痰，未识能得应手否！

南沙参三钱　生甘草六分　瓜蒌皮二钱　猪肤三钱，刮去油、毛　淮山药三钱　苦桔梗一钱　生苡仁四钱　冬瓜子皮各三钱　连皮苓四钱　川象贝各二钱　藏青果一钱

牙 疳

肾主骨，齿为骨余，牙龈属胃。疹痘后，热毒内蕴肾胃两经，以致牙疳腐烂。苔黄，脉数。听其漫延，恐有穿腮落齿之险，重症也。姑拟芦荟消疳饮加味，清阳明而解热毒。

真芦荟八分　甘中黄八分　金银花四钱　活管仲三钱　川升麻三分　胡黄连四分　黑山栀一钱五分　京玄参一钱五分　生石膏三钱，打　银柴胡八分　活芦根一尺，去节

牙 岩

何右　荣血久亏，肝郁不达，郁从火化，火性上炎，致发牙岩，已延半载，虑其翻花出血，下部痿软乏力。拟养营清上。

小生地四钱　肥知母钱半　川黄柏钱半　粉丹皮二钱　京赤芍二钱　连翘壳三钱①　京玄参二钱　大贝母三钱　生蒲黄三钱，包　藕节四枚

大头瘟

沈右　重感氤氲之邪，引动伏温，外发温毒，满面红肿，透及后脑，耳根结块，久而不消，形寒身热，逾时得汗

---

①　钱：原文下有"川黄柏钱半"，与前文重复，今删。

而解，胸闷不思饮食。舌苔薄腻微黄，脉象左弦数右濡数。虑其缠绵增剧。姑拟清解伏温，而化痰瘀。

薄荷叶八分　朱茯神三钱　荆芥穗八分　鲜竹茹一钱五分　清水豆卷四钱　熟牛蒡二钱　江枳壳一钱　连翘壳三钱　大贝母三钱　净蝉衣八分　苦桔梗一钱　生赤芍二钱　板蓝根三钱

二诊　大头瘟复发，满面肿红锨痛，寒热日发两次，得汗而解，胸闷不思饮食，口干不多饮，耳根结块，久而不消。舌苔薄腻，脉象左弦数，右濡数。伏温时气，客于少阳阳明之络，温从内发，故吴又可云：治温有汗而再汗之例。体质虽虚，未可滋养，恐有留邪之弊。昨投普济消毒饮加减，尚觉获效，仍守原法为宜。

薄荷叶八分　朱茯神三钱　金银花三钱　生草节四分　板蓝根二钱　熟牛蒡二钱　苦桔梗一钱　连翘壳三钱　生赤芍二钱　净蝉衣八分　轻马勃八分　鲜竹茹二钱　通草八分

三诊　大头瘟之后，头面红色未退，睡醒后时觉烘热，逾时而平。舌苔干白而腻，脉象左弦数、右濡滑，余温留恋少阳阳明之络，引动厥阳升腾，所有之痰湿阻于中焦，阳明通降失司，纳谷减少，小溲短赤，职是故也。滋阴则留邪，燥湿则伤阴，有顾此失彼之弊。再拟清泄伏温为主，宣化痰湿佐之。

霜桑叶三钱　生赤芍二钱　赤茯苓三钱　夏枯花一钱五分　滁菊花三钱　连翘壳三钱　福泽泻一钱五分　枯碧竹三钱　薄荷炭八分　轻马勃八分　象贝母三钱　鲜竹茹一钱五分　金银花露六两，后入

四诊　昨投清泄伏温，宣化痰湿之剂，头面红色略减，烘热稍平，纳谷减少，舌干白而腻。余湿留恋阳明之络，厥

阳易于升腾，痰湿互阻中焦，脾胃运输无权。已见效机，仍守原意出入，阴分虽亏，不可滋养，俾得伏温速清，则阴分自复。

冬桑叶三钱　象贝母三钱　轻马勃八分　碧玉散三钱,包　滁菊花三钱　生赤芍二钱　赤茯苓二钱　广橘白一钱　薄荷叶八分　连翘壳三钱　福泽泻一钱五分　鲜竹茹一钱五分　夏枯花一钱五分　金银花露六两,后入

五诊　面部红色渐退，烘热形寒，时作时止，胸闷不舒，纳谷减少。舌中微剥，后薄腻，脉象左濡小、右濡滑。阴分本亏，肝经气火易升，湿痰中阻，胃失降和，络中蕴湿未楚，荣卫失其常度。今宜清泄厥阳，和胃化痰，待伏温肃清后，再为滋阴潜阳可也。

冬桑叶三钱　朱茯神三钱　珍珠母五钱　仙半夏一钱五分　滁菊花三钱　生赤芍一钱五分　嫩白薇一钱五分　北秫米三钱,包　碧玉散三钱,包　川象贝各二钱　通草八分　嫩钩钩三钱,后入　鲜竹茹一钱五分　橘白络各八分

朱左　头面肿大如斗，寒热口干，咽痛府结，大头瘟之重症也。头为诸阳之首，惟风可到，风为天之阳气，首犯上焦，肝胃之火，乘势升腾，三阳俱病。拟普济消毒饮加减。

荆介穗钱半　青防风一钱　软柴胡八分　酒炒黄芩钱半　酒炒川连八分　苦桔梗一钱　连翘壳三钱　炒牛蒡二钱　轻马勃八分　生甘草八分　炙僵蚕三钱　酒制川军三钱　板蓝根三钱

二诊　肿势较昨大松，寒热咽痛亦减。既见效机，未便更张。

荆芥穗_{钱半}　青防风_{一钱}　薄荷叶_{八分}　炒牛蒡_{二钱}　酒炒黄芩_{一钱}　酒炒川连_{八分}　生甘草_{六分}　苦桔梗_{一钱}　轻马勃_{八分}　大贝母_{三钱}　炙僵蚕_{三钱}　连翘壳_{三钱}　板蓝根_{三钱}

三诊　肿消热退，咽痛未愈，外感之风邪已解，炎炎之肝火未清也。再与清解。

冬桑叶_{三钱}　生甘草_{六分}　金银花_{三钱}　甘菊花_{二钱}　苦桔梗_{一钱}　连翘壳_{三钱}　粉丹皮_{钱半}　轻马勃_{八分}　黛蛤散_{五钱，包}　鲜竹叶_{三十张}

陶右　头面漫肿焮红，寒热日夜交作，前医投以承气，进凡三剂，病象依然不减。夫身半以上，天之气也，为诸阳荟萃之枢。外感风温之邪，引动少阳胆火上升，充斥清窍，清阳之地，遂如云雾之乡。承气是泻胃中之实热，病在上焦，戕伐无故，所以病势有进无退。东垣普济消毒饮，专为此病而设，加减与之，以观进退。

软柴胡_{八分}　薄荷叶_{八分}　炒牛蒡_{二钱}　青防风_{一钱}　生甘草_{八分}　苦桔梗_{一钱}　轻马勃_{八分}　大贝母_{三钱}　炙僵蚕_{三钱}　炙升麻_{三分}　酒炒黄芩_{一钱}　酒炒川连_{五分}　板蓝根_{三钱}

时　毒

史左　时毒五天，寒热头痛，风邪挟痰瘀凝结，营卫不从。急宜疏散消解。

荆芥穗_{一钱}　青防风_{一钱}　薄荷叶_{八分}　炒牛蒡_{二钱}　生草节_{八分}　苦桔梗_{一钱}　轻马勃_{八分}　大贝母_{三钱}　炙僵蚕_{三钱}　生蒲黄_{三钱，包}　山慈姑片_{八分}　万灵丹_{一大粒，入煎}

瘰 疬

高右　瘰疬发于耳后，头痛，脉弦。少阳胆火上升，挟痰凝结。宜清解化痰法。

羚羊尖八分　京玄参二钱　薄荷叶八分　川贝母三钱　生牡蛎六钱　连翘壳三钱　淡海藻钱半　海蛤粉四钱　夏枯草二钱

翟左　瘰疬之生也，多由于胆汁之不足。丹溪云：瘰疬皆起于少阳胆经。少阳风火之府也，内寄相火，风气通肝，与少阳相合，少阳属木，木最易郁，郁未有不化火者也。郁火与相火交煽，胆汁被其消烁，炼液成痰。痰即有形之火，火即无形之痰，痰火相聚为患，成为瘰疬，发于耳后颈项之间。延今已有半载，屡屡失寐，时时头痛，一派炎炎之象。非大剂清化，不足以平其势；非情怀宽畅，不足以清其源，二者并施，或可消患于无形，此正本清源之治也。

羚羊尖八分　大生地四钱　银柴胡一钱　京玄参四钱　象贝母四钱　生牡蛎四钱　竹沥半夏二钱　海蛤粉四钱　淡海藻二钱　夏枯草二钱　紫菜二钱

陈海蜇皮二两、漂淡，大荸荠二两、洗、打。二味煎汤代水。

郑右　疬疡自颈窜至胸膺，胛窝破溃深大，内热脉数，经闭，谷食不香。势入损门，急拟养阴清热。

南沙参三钱　川石斛四钱　炙鳖甲三钱　青蒿梗钱半　地骨皮三钱　粉丹皮二钱　云茯苓三钱　川贝母四钱　功劳子三钱　甘蔗一两

朱右　痰疬窜发，未溃者肿硬疼痛，已溃者脓水不多。经停半载，寒热食减，肝脾肾三者并亏，难治之症也。肝藏血，脾统血，肾藏精，三经精血大亏，血脉干涩，经水不通，经不通则气不行，气不行则瘰疬成矣。当补益三阴，怡养性情。

吉林参须钱半　银柴胡一钱　大生地四钱　炙鳖甲三钱　地骨皮三钱　生牡蛎六钱　广橘红一钱　云茯苓三钱　生於术钱半　京玄参二钱　夏枯草二钱　川象贝各四钱　红枣四枚

二诊　寒热已退，纳谷略增，项间累累成串，彼没此起，此敛彼溃。三阴精血不足，损症之根萌也。还宜填补三阴，怡养性情，庶溃易敛而肿易消矣。

吉林参须钱半　云茯苓三钱　生於术钱半①　清炙草八分　广橘白一钱　仙半夏二钱　厚杜仲三钱　川断肉三钱　大生地四钱　玄武版四钱　川象贝各四钱　生牡蛎四钱　红枣四枚

黄左　阴虚肝火上升，肺经痰热入络，颈间痰疬肿大，内热咳呛，涕中夹红。宜滋阴清肝，养肺化痰。

南沙参三钱　川石斛四钱　石决明四钱　粉丹皮二钱　光杏仁三钱　象贝母三钱　京玄参三钱　瓜蒌皮三钱　鲜竹茹二钱　夏枯草二钱　海蛤粉四钱　枇杷叶三钱，去毛，包

痰　核

陈右　阴虚痰热结于脉络，项左痰核破溃，近及结喉，胻骨肿痛，四肢痠楚，阴血亏耗，荣卫不能流通。宜养阴清

---

① 半：原脱，据《孟河丁氏医案》本加。

络法。

羚羊尖八分　小生地四钱　炙鳖甲三钱　全当归二钱　粉丹皮二钱　京玄参二钱　京赤芍二钱　天花粉三钱　川黄柏一钱丝瓜络二钱　大贝母三钱　竹二青二钱

黄右　少阳相火，挟痰上升，颈左痰核，肿突坚硬，劳则作痛，并起水泡，防其破溃。拟养阴清肝。

羚羊尖八分　粉丹皮二钱　京赤芍二钱　全当归二钱　京玄参二钱　大贝母三钱　炙僵蚕三钱　夏枯草二钱　广橘红八分海蛤粉四钱　淡海藻二钱　连翘壳三钱

海蜇皮二两、漂淡，大荸荠二两，洗，打。二味煎汤代水。

痰　毒

费右　盘颈痰半月，势将成脓。

熟牛蒡二钱　大贝母三钱　炙僵蚕三钱　粉丹皮二钱　京赤芍二钱　酒炒黄芩二钱　陈广皮一钱　粉甘草六分　夏枯草二钱竹二青二钱　小金丹一粒，陈酒化服

鲍左　锁喉痰毒，漫肿疼痛，根盘焮红，风温痰热，蕴结上焦。宜辛凉清解。

荆芥穗一钱　青防风一钱　薄荷叶八分　炒牛蒡二钱　生草节八分　苦桔梗一钱　轻马勃八分　大贝母三钱　炙僵蚕三钱金银花三钱　连翘壳三钱　海蛤粉四钱　六神丸十粒，吞服

二诊　清解后，证象较松，药既合病，仍宗原法进步。

薄荷叶八分　生草节八分　大贝母三钱　熟牛蒡二钱　苦桔

梗—钱　炙僵蚕二钱　青防风—钱　轻马勃八分　京赤芍二钱
金银花三钱　海蛤粉三钱　山慈姑片八分　六神丸十粒，吞服

　　周左　痰毒漫肿作痛，酿脓之兆。宜与和托，以冀一
溃，症自安矣。
　　薄荷叶八分　熟牛蒡二钱　京赤芍二钱　生草节六分　苦桔
梗—钱　轻马勃八分　大贝母三钱　炙僵蚕三钱　山慈姑片八分
炙甲片钱半　皂角针钱半　丝瓜络二钱

痰　瘤

　　钱左　阳明痰气，循经上升，结于上腭，发为痰瘤，肿
大且坚，鼻旁高突，迄今年余，势须破溃。宜化痰清热。
　　法半夏二钱　广橘红八分　大贝母三钱　炙僵蚕三钱　京玄
参二钱　京赤芍二钱　苦桔梗—钱　连翘壳三钱　海蛤粉四钱
淡昆布钱半　淡海藻钱半　竹二青二钱
　　海蜇皮一两、漂淡，荸荠二十枚、洗、打。二味煎汤
代水。

血　瘤

　　汪左　肝火逼血上行，凝结少阳之分，右耳根血瘤有
年，骤然胀大，坚肿色红，日夜掣痛，有外溃之势。症属不
治，勉拟凉血清肝。
　　羚羊尖—钱　小生地三钱　粉丹皮二钱　京赤芍二钱　上川
连四分　黑山栀钱半　京玄参二钱　侧柏叶钱半　生蒲黄三钱，包
大贝母三钱　连翘壳三钱　藕节四枚

气　瘿

王左　肩膊肿大如盆，名曰气瘿，难治之症也。治宜调荣顺气。

潞党参二钱　云茯苓三钱　生白术一钱　全当归二钱　大白芍二钱　大川芎八分　陈广皮一钱　仙半夏一钱　制香附钱半　淡昆布二钱　淡海藻二钱　红枣四枚　生姜二片

孙左　痰气凝于肉里，右臂膊发为气瘿，肿大如盆，不易调治。拟养营流气，而化痰瘀。

全当归二钱　大白芍二钱　大川芎八分　大生地三钱　杭菊花钱半　紫丹参二钱　制香附钱半　川续断三钱　柏子仁三钱　小金丹一粒

发　背

宋左　中发背，腐溃，得脓不多，大似覆碗，肉坚肿，疮顶深陷。临晚寒热不壮，纳谷减少。舌苔薄腻，脉象虚弦。背脊属督脉所主，脊旁为太阳之经。督阳已衰，太阳主寒水之化，痰湿　蕴结，荣血凝塞，此阴疽也，势勿轻视。急宜助督阳以托毒，和荣卫而化湿，冀其疮顶高起，脓毒外泄，始能入于坦途。

生黄芪五钱　朱茯神三钱　陈广皮一钱　鹿角胶一钱五分　紫丹参三钱　仙半夏二钱　大贝母三钱　生草节五分　全当归三钱　红枣四枚　生熟谷芽各三钱

（洗方）

全当归二钱　　生草节六分　　独活二钱　　大川芎二钱　　石菖蒲二钱　　鲜猪脚爪一枚，劈碎 煎汤洗之

二诊　中发背，腐溃，得脓不多，大如覆碗，疮顶不起，四围肿硬色紫，纳谷减少。舌苔薄腻，脉象濡滑。少阴阴阳本亏，痰湿蕴结太阳之络，荣卫凝塞，肉腐为脓。前投助阳托毒和荣化湿之剂，尚觉合度，仍守原意出入。

生黄芪六钱　　朱茯神三钱　　陈广皮一钱　　春砂壳八分　　生草节四分　　紫丹参三钱　　炙远志肉一钱　　全当归三钱　　生熟谷芽各三钱　　鹿角胶三钱　　仙半夏三钱　　大贝母三钱　　红枣四枚

三诊　中发背，腐溃，腐肉渐脱，脓渐多，四围肿硬略减。舌苔白腻，脉象虚弦而滑。少阴阴阳本亏，痰湿凝结太阳之络，荣卫循序失常，仍拟助阳益气，化湿托毒，冀其正气充足，则脓自易外泄。

生黄芪六钱　　朱茯神三钱　　全当归三钱　　生草节四分　　紫丹参二钱　　陈广皮一钱　　春砂壳八分　　炙远志肉一钱　　炒赤芍一钱五分　　仙半夏二钱　　红枣四枚　　鹿角霜二钱　　大贝母三钱　　生熟谷芽各三钱

四诊　中发背，腐肉渐脱，脓亦多，根脚肿硬亦收。苔薄腻，脉虚滑。少阴阴阳两亏，痰湿稽留太阳之络，荣卫循序失常。饮食喜甜，中虚故也。再宜助阳益气，化湿托毒，佐入和胃之品。

生黄芪六钱　　云茯苓三钱　　全当归三钱　　光杏仁三钱　　紫丹参二钱　　炙远志肉一钱　　陈广皮一钱　　红枣五枚　　生草节四分　　仙半夏三钱　　春砂壳八分　　鹿角霜二钱　　川象贝各二钱　　生熟谷芽各三钱

五诊　中发背，腐肉渐脱，得脓亦多，根脚肿硬亦松，

惟胃纳不旺。脉象左虚弦右濡滑。少阴阴阳两亏，蕴毒痰湿，稽留太阴之络，脾胃运化失其常度。再宜益气托毒和胃化湿。

生黄芪四钱　全当归二钱　仙半夏三钱　鹿角霜四钱　红枣五枚　紫丹参二钱　云茯苓三钱　陈广皮一钱　炙款冬一钱五分　生姜一片　生草节四分　炙远志肉一钱　春砂仁一钱　生熟谷芽各三钱

六诊　中发背，腐肉已去其半，得脓亦多，根脚肿硬亦松，胃纳不旺。脉象左虚弦右濡滑。少阴阴阳两亏，蕴毒痰湿留恋，一时未易清彻。再宜益气托毒，和胃化痰。

生黄芪四钱　生草节四分　仙半夏一钱五分　紫丹参二钱　抱茯神三钱　陈广皮一钱　全当归二钱　鹿角霜三钱　生熟谷芽各三钱　杜赤豆五钱　红枣五枚

（洗药方）

全当归三钱　生草节三钱　石菖蒲一钱五分　猪脚爪一枚，劈碎　紫丹参三钱　生赤芍三钱　蜂房窠二钱　煎汤洗之

（红肉，上补天丹、海浮散。腐肉，上桃花散、九黄丹。外贴阳和膏）

七诊　中发背，腐肉已去其半，得脓亦多，四围根脚渐平，纳谷不旺，临晚足跗浮肿，牙龈虚浮。脉象左濡弦右濡滑。气血两亏，脾胃不健，余毒蕴湿未楚，再宜益气托毒，崇土化湿。

生黄芪四钱　抱茯神三钱　全当归二钱　紫丹参二钱　陈广皮一钱　冬瓜皮三钱　生白术一钱五分　生草节四分　焦谷芽三钱　红枣五枚

（阳和膏、九黄、海浮、补天、九仙）

八诊　中发背，腐肉十去七八，四围根脚，亦觉渐收。牙龈虚浮，临晚足跗微肿。脉象左虚弦不柔、右濡滑。气血两亏，浮火易升，脾弱清气下陷，余毒留恋。再宜益气托毒，崇土化湿。

生黄芪四钱　抱茯神三钱　淮山药三钱　冬瓜皮三钱　紫丹参三钱　全当归三钱　生白芍一钱　红枣五枚　生草节四分　陈皮一钱　生熟谷芽各三钱

（阳和膏、补天、海浮、九黄、桃花）

九诊　中发背，腐肉已去七八，根脚亦平，脓水亦少，惟纳谷不香，牙龈虚肿，面部虚浮，脉左虚弦右濡滑。气血两亏，津少上承，脾胃不健，运化失常。再宜益气托毒，理脾和胃。

生黄芪四钱　云茯苓三钱　大贝母三钱　冬瓜子三钱　紫丹参二钱　陈广皮一钱　佩兰梗一钱五分　红枣四枚　全当归二钱　生草节四分　生熟谷芽各三钱

（阳和膏、桃花、九黄、补天）

十诊　中发背，腐肉已除，新肉已生，纳谷衰少，口舌糜点，牙龈肿痛，妨于咽纳，便溏似痢。苔腻布，脉象左虚弦、右濡滑。此乃气阴两亏，无根之火，易于上升，脾胃上运，湿浊留恋。人以胃气为本，再宜和胃运脾，宣化湿浊。

炒淮药三钱　炒扁豆衣三钱　佩兰梗一钱五分　藏青果一钱　云茯苓三钱　新会皮一钱五分　谷麦芽各三钱　干荷叶一角　野蔷薇花露二两　香稻叶露二两，二味后入

（龙脑薄荷一支，剪碎泡汤，洗口舌糜腐处，用珠黄散搽之）

十一诊　中发背，腐肉已去七八，新肉已生，便溏似痢

亦止，惟口舌糜点碎痛，牙龈虚浮，妨于咽饮，纳谷减少。苔薄腻，左脉弦象略缓，右部濡滑。此气阴两亏，虚火挟湿浊上浮，脾胃运化无权。人以胃气为本，再宜和胃清宣。

炒淮药三钱　川象贝各二钱　通草八分　佩兰梗一钱五分　云茯苓三钱　陈广皮一钱　炒谷麦芽各三钱　香稻叶露三两　蔷薇花露三两，二味后入

十二诊　中发背，腐肉虽去七八，新肉生长迟迟。皆由正气亏虚，不能生长肌肉。惟口舌糜腐碎痛，牙龈腐烂，妨于咽饮，谷食衰少，苔粉腻。虚火挟湿浊上浮，脾胃生气无权，还虑正虚不支，致生变迁。再宜和胃清化。

真芦荟八分　甘中黄五分　赤茯苓三钱　京玄参一钱五分　胡黄连五分　活贯众三钱　川象贝各二钱　通草八分　生熟谷芽各三钱　蔷薇花露三两　香稻叶露三两，后入

乳　岩

庄右　脉左寸关弦数不静，右寸关濡滑而数，舌苔剥绛。乳岩肿硬已久，阴液亏而难复，肝阳旺而易升，血不养筋，营卫不得流通，所以睡醒则遍体痠疼，腰腿尤甚。连投滋阴柔肝，清热安神之剂，尚觉合度，仍守原意出入。

西洋参二钱，另煎汁冲服　朱茯神三钱　蛤粉炒阿胶一钱五分　丝瓜络二钱　霍山石斛三钱　生左牡蛎八钱　嫩白薇一钱五分　鲜竹茹二钱　大麦冬二钱　青龙齿三钱　全瓜蒌四钱，切　鲜枇杷叶三张，去毛，包　鲜生地四钱　川贝母二钱　生白芍一钱五分　香谷芽露半斤，后入

二诊　脉象尺部细弱，寸关弦细而数，舌质红绛。遍体痠痛，腰膝尤甚，纳谷减少，口干不多饮，腑行燥结，小溲

淡黄，乳岩依然肿硬不消。皆由阴液亏耗，血不养筋，血虚生热，筋热则痿，络热则痛。况肝主一身之筋，筋无血养，虚阳易浮，腹内作胀，亦是肝横热郁，阳明通降失司。欲清络热，必滋其阴，欲柔其肝，必养其血，俾得血液充足，则络热自清，而肢节之痛，亦当轻减矣。

西洋参二钱，另煎汁，冲服　　生左牡蛎八钱　　蛤粉炒阿胶一钱五分　　霍山石斛三钱　　青龙齿二钱　　羚羊片四分，另煎汁，冲服　　大麦冬三钱　　生白芍二钱　　嫩白薇一钱五分　　鲜生地四钱　　甜瓜子三钱　　鲜竹茹二钱

嫩桑枝一两，丝瓜络五钱，二味煎汤代水。

另：珍①珠粉二分，用嫩钩钩三钱、金器一具，煎汤送下。

三诊　遍体痠疼，腰膝尤甚，溲黄便结，纳谷减少，口热不多饮，乳岩依然肿硬不消，皆由阴液亏耗，血不养筋，筋热则痿，络热则痛，病情夹杂，难许速效。再宜养血清络。

西洋参二钱　　羚羊片八分，另煎汁，冲服　　黑芝麻三钱　　霍山石斛三钱　　左牡蛎八钱　　青龙齿三钱　　蛤粉炒阿胶二钱　　大地龙二钱，酒洗　　大麦冬二钱　　生白芍一钱五分　　首乌藤三钱　　鲜生地四钱　　川贝母五钱　　甜瓜子三钱

嫩桑枝一两，丝瓜络五钱，二味煎汤代水。

珍珠粉二分，用朱灯心两扎、金器一具，煎汤送下。

四诊　乳岩起病，阴血亏虚，肝阳化风入络，肢节痠疼，心悸气逆，时轻时剧，音声欠扬。舌质光红，苔薄腻

---

① 珍：原作“真”，据文义改。

黄，脉象左弦数右濡数。病情夹杂，还虑增剧。姑宜养肝体以柔肝木，安心神而化痰热。

　　西洋参一钱五分　朱茯神三钱　川象贝各二钱　柏子仁三钱黑芝麻三钱　霍山石斛三钱　青龙齿三钱　瓜蒌皮二钱　凤凰衣一钱五分　夜交藤四钱　真珠母六钱　生地三钱，蛤粉拌　嫩钩钩三钱，后入　蔷薇花露一两　香稻叶露四钱，二味后入

　　珍珠粉二分，朱灯心二扎，煎汤送下。

　　王右　肝郁木不条达，挟痰瘀凝结，乳房属胃，乳头属肝，肝胃两经之络，被阻遏而不得宣通，乳部结块，已延三四月之久，按之疼痛，恐成乳岩。姑宜清肝郁而化痰瘀，复原通气饮合逍遥散出入。

　　全当归二钱　京赤芍二钱　银柴胡八分　薄荷叶八分　青陈皮各一钱　苦桔梗一钱　全瓜蒌四钱，切　紫丹参二钱　生香附二钱　大贝母三钱　炙僵蚕三钱　丝瓜络二钱　青橘叶钱半

肝 疽

　　郑左　肝疽生于左胁肋，漫肿而硬，按之疼痛，大如手掌。此气阴两亏，肝郁挟痰湿凝结，荣卫不从，有酿脓之象。宜消托兼施，消未成之毒，托已成之脓也。如脓从外泄则吉，破膜则危。

　　生黄芪六钱　生草节八分　川象贝各二钱　皂角针一钱　全当归三钱　苦桔梗一钱　炙僵蚕三钱　陈广皮一钱　生赤芍三钱银州柴胡一钱　炙甲片一钱

　　（阳和膏、十将丹、平安散）

　　二诊　前投益气消托之剂，肝疽肿硬疼痛，较前大减，

可望消散。惟神疲肢倦，形肉削瘦，脉象濡软。气血两亏，痰湿未能尽化。既见效机，仍守原意出入。

生黄芪六钱　云茯苓三钱　川象贝各二钱　杜赤豆一两　全当归三钱　生草节六分　紫丹参二钱　生苡仁四钱　生赤芍三钱　陈广皮一钱　鲜荷叶一角

肺 疽

王右　肺疽已成，漫肿如盆，疼痛不已。胸闷气结，汗多肢冷，脉象濡细。初由风邪痰瘀，蕴结肺俞，继则酿脓，肺炎叶举，清肃之令不得下行，颇虑正不支持，致虚脱之变！勉拟扶正托毒，清肺化痰，尽人力以冀天眷耳。

生黄芪四钱　抱茯神三钱　京赤芍二钱　丝瓜络二钱　生草节八分　炙远志肉一钱　象贝母三钱　冬瓜子二钱　苦桔梗一钱　全当归二钱　炙僵蚕三钱　瓜蒌皮二钱　水炙桑皮二钱

鼻 痔

傅右　阳明湿浊上升，鼻痔壅塞，头目不清，畏风怯冷，肢体作瘘，肺胃气虚。拟荣卫并调，兼肃肺胃。

潞党参钱半　全当归二钱　大白芍钱半　陈辛夷八分　苍耳子钱半　大川芎八分　藿香梗钱半　云茯苓三钱　生白术一钱　陈广皮一钱　煨姜二片

鼻 疳

贾左　肺胃积热，酿成鼻疳，迎香腐缺，鼻准已塌，内外之肿不消，防其崩陷。拟再造散加减。

羚羊尖—钱　大麦冬三钱　天花粉三钱　京玄参二钱　京赤芍二钱　酒炒黄芩—钱　寒水石三钱　连翘壳三钱　大贝母三钱　夏枯花二钱　鲜竹叶三十片　干芦根—两，去节

疔　疮

李右　掌心疔，顶虽溃，未曾得脓，四围肿硬疼痛。湿火蕴结，血凝毒滞，症势非轻。急宜清解托毒。

甘菊花五钱　地丁草三钱　京赤芍二钱　薄荷叶八分　生草节六分　大贝母三钱　炙僵蚕三钱　金银花三钱　连翘壳三钱　草河车钱半　丝瓜络二钱

外科蟾酥丸二粒，开水化服

湿　疮

徐左　湿瘰发于遍体，浸淫作痒，延今已久。血虚生热生风，脾弱生湿，风湿热蕴蒸于脾肺两经也。姑宜清荣祛风，而化湿热。

净蝉衣八分　小生地四钱　粉丹皮钱半　肥玉竹三钱　茯苓皮三钱　通草八分　六一散三钱，包　苦参片钱半　绿豆衣三钱

痔　疮

吴左　外痔焮痛已止，脱肛未收。气虚不能收摄，阴虚湿热下注，大肠不清，传导变化乏力。苔薄腻，脉濡滑。姑拟补中益气，育阴清化。

米炒南沙参二钱　蜜炙升麻五分　清炙黄芪二钱　炒扁豆衣三钱　朱茯神三钱　水炙桑叶三钱　净槐米三钱，包　生白术二

钱 土炒当归三钱 杜赤豆一两 灶心黄土一两,荷叶包,煎汤代水

潘左 外痔焮痛,脱肛便血。气阴两虚,大肠湿热留恋。今宜调益气阴,清化湿热。

细生地四钱 粉丹皮钱半 京赤芍二钱 净槐米三钱,包 抱茯神三钱 地榆炭三钱 脏连丸一钱,包 橘白络一钱 生苡仁三钱 全当归二钱 杜赤豆一两 干柿饼三钱

外用黄连膏

缩脚阴痰

高右 伤筋起见,变为缩脚阴痰。顶虽溃,未尝得脓,根脚肿硬疼痛,痛引少腹,小溲不利,腑行燥结,身热晚甚,口有甜味。舌苔薄腻,脉象濡滑。蕴湿宿瘀,凝结厥阴之络,荣卫不从,症属缠绵。姑拟益气托毒,化湿通络。

生黄芪三钱 茯苓皮三钱 炙甲片一钱 清水豆卷四钱 当归尾三钱 福泽泻一钱五分 泽兰叶一钱五分 光杏仁三钱 桃仁泥钱半,包 赤芍药二钱 通草八分 象贝母三钱 苏木一钱五分 陈广皮一钱

二诊 伤筋起见,变为缩脚阴痰。肿硬疼痛,连及少腹,咳嗽则痛更甚,小溲不利,身热晚甚,舌苔薄腻。蕴湿凝结厥阴之络,荣卫不从,缠绵之症。再宜和荣去瘀,化湿通络。

清水豆卷四钱 藏红花八分 福泽泻一钱五分 通草八分 当归尾三钱 桃仁泥一钱五分,包 黑白丑各八分 泽兰叶一钱五分 生赤芍三钱 连皮苓四钱 炙甲片八分 大贝母三钱 苏木一钱五分 醒消丸一钱,吞服

三诊　缩脚阴痰，肿硬疼痛，上及少腹，下及腿侧，皮色不变，右足曲而不伸，寒热晚甚。舌苔薄腻，脉弦小而迟。寒湿痰瘀，凝结厥阴之络，营卫不从，缠绵之症也。今拟阳和汤加减，温化消解，冀望转阴为阳，始能出险入夷。

净麻黄三分　大熟地四钱，二味同捣　肉桂心五分　生草节一钱　炮姜炭五分　银柴胡一钱　白芥子三钱，炒研　鹿角胶二钱，陈酒化冲服　醒消丸一钱，吞服

卷 十 五

孟河丁泽周甘仁著　长孙济万编辑

及门诸子程门雪、朱振声、陶可箴、钱乃振、刘佐彤、宋大仁同参

膏 方 门

徐先生　精气神者，人身之三宝也。论先天之生化，则精生气，气生神；论后天之运用，则神役气，气役精。人身五脏，各有所藏。心藏神，肾藏精，精藏于肾，而主于心，心君泰然，肾精不动，是为平人。尊体气阴两亏，坎离失济，心虚易动，肾虚不藏，神动于中，精驰于下，此梦遗旧恙所由起也。递进膏滋，遗泄渐减，药能应手，未始无功。惟是补牢已晚，亡羊难复。久遗之后，肾阴大伤。肾者主骨，骨中有髓，肾之精也。腰为肾之外候，脊乃肾之道路，肾精走失，骨髓空虚，脊痛腰瘘，在所必见。肝为乙木，中寄阳魂，胆为甲木，内含相火。肾水既亏，岂能涵木，木失所养，水走火飞，相火不能潜藏，肝阳易于上亢。清空不空，则为头眩；清窍阻塞，则为耳鸣。阴虚于下，火浮于上，上实下虚，亦势所必然矣。症势各类，治本一途，挈要提纲，补精为重。补精必安其神，安神必益其气，治病必求其本也。壮水以涵其木，滋阴以潜其阳，子虚补母，乃古法也。仍宗前意，再订新方，补气安神，育阴固泄。仿乙癸同

源之治，为坎离固济之谋，复入血肉有情，填益精髓，复元精之走失，补奇脉之空虚，为日就月将之功，作一劳永逸之计。是否有当，即正高明。

台参须一两五钱　潞党参三两　大熟地六两，砂仁拌　炙绵芪四两　炒淮药二两　朱茯神三两　酸枣仁三两　炙远志肉一两　清炙草六钱　明天冬二两　大麦冬二两　厚杜仲三两，盐水炒　甘杞子二两　川断肉二两，盐水炒　桑椹子三两　制首乌四两　陈广皮一两　仙半夏二两　北秫米三两，炒，包　宁子淡四两　煅牡蛎四两　紫贝齿四两　紫石英三两　胡桃肉二十枚，盐水炒，去紫衣　五味子六钱　金樱子一两，包　剪芡实三两　川黄柏一两　熟女贞二两　猪脊髓二十条，酒洗　红枣四两　鳔胶二两，溶化收膏

上药煎四次，取浓汁，加龟版胶四两、清阿胶四两，均用陈酒炖烊。再将鳔胶和入，白文冰半斤熔化收成膏。每早晚各服二匙，均用开水化服。如遇伤风停滞等症，暂缓再服可也。

罗先生　始患痔漏，继则不寐。痔漏伤阴，阴伤及气，气阴不足，气不能配阳，阴虚及阳，故为不寐。不寐之因甚多，而大要不外乎心肾。离中一阴，是为阴根，阴根下降，是生水精。坎中一阳，是为阳根，阳根上升，则为火母。坎离交济，水火协和，阳入于阴则为寐，阳出于阴则为寤也。肾阴不足，水不济火，心火不能下通于肾，肾阴不能上济于心，阳精不升，水精不降，阴阳不交，则为不寐。此不寐之本也。肝为乙木，内寄阳魂，胆为甲木，内含相火。平人夜卧，魂归于肝，阳藏于阴也。肾阴亏耗，水不涵木，肝不能藏其阳魂，胆不能秘其相火，神惊火浮，亦为不寐。此不寐

之兼见也。离处中宫，坎居下极，位乎中而职司升降者，脾胃也。胃以通为补，脾以健为运。脾失健运，胃失流通，中宫阻塞，不能职司升降，上下之路隔绝，欲求心肾之交，不亦难乎？故经云：胃不和则卧不安。胃不和者，不寐之标也。道书云：离为长女，坎为少男，而为之媒介者，坤土也，是为黄婆，其斯之谓乎。错综各说，奇偶制方，益气以吸阳根，育阴以滋水母，升戊降己，取坎填离。益气即所以安神，育阴亦兼能涵木，标本同治，以希弋获，是否有当，即正高明。

清炙绵芪四两　　上潞党参四两　　大生地四两　　抱茯神三两，朱砂拌　大熟地四两　　炙远志肉一两　　清炙草六钱　　酸枣仁三两仙半夏二两　　北秫米三两，包　明天冬一两五钱　　大麦冬一两五钱炒淮药二两　　甘杞子二两　　生牡蛎四两　　广橘白一两　　白归身三两　大白芍三两　　花龙骨二两　　青龙齿二两　　紫石英三两　　炙鳖甲三两　　川石斛三两　　马料豆三两　　潼蒺藜三两　　紫丹参二两川贝母二两，另去心研末收膏　制首乌六两　　合欢花一两五钱　　莲子二两　　红枣六两　　鸡子黄十枚，另打搅收膏

上药煎四次，取浓汁，加龟版胶四两，清阿胶四两，均用陈酒炖化，白冰糖半斤熔化，再将川贝、鸡子黄依次加入，搅和收膏。每早晚各服二匙，均用白开水冲服。如遇伤风停滞等症，暂缓再服可也。

张先生　每冬必咳，气急不平，天暖则轻，遇寒则甚，此阳虚留饮为患也。阳为天道，阴为地道，人生贱阴而贵阳。经云：阳气者，若天与日，失其所则折寿而不彰者也。素体阳虚，脾肾两病，肾虚水泛，脾虚湿聚，水湿停留，积

生痰饮，年深不化，盘踞成窠，阻塞气机，据为山险。上碍肺金右降之路，下启冲气上逆之机，不降不纳，遂为气急。饮为阴邪，遇寒则阴从阳属，虎借风威；遇暖则阴弱阳强，邪势渐杀矣。痰饮生源于土湿，土湿本源于水寒，

欲化其痰，先燥土湿；欲燥土湿，先温水寒，书所谓外饮治脾，内饮治肾也。肺主气，胃为化气之源，肾为纳气之窟。肺之不降，责之肾纳；肾之不纳，责之火衰。欲降其肺，先和其胃，欲纳其肾，先温其阳，书所谓上喘治肺，下喘治肾是也。症属阳虚，药宜温补。今拟温肾纳气，温肾则所以强脾，和胃降逆，和胃功兼肃肺。但得土温水暖，饮无由生，胃降金清，气当不逆，气平饮化，咳自愈矣。症涉根本，药非一蹴能几治，仿前贤方乃三思而定。略述病由，以便裁夺。

别直参三两　云茯苓四两　潜於术三两　清炙黄芪三两　清炙草八钱　炙远志肉一两　大熟地四两　川桂枝六钱　五味子八钱，淡干姜四钱，同捣　熟附块一两　川贝母三两　甜光杏三两　蛤蚧尾五对，酒洗　砂仁末八钱　范志曲三两　陈广皮一两　仙半夏三两　旋覆花一两五钱，包　代赭石四两，煅　补骨脂二两　核桃肉二十枚，二味拌炒　炙白苏子二两　淮山药三两　山萸肉三两　福泽泻一两五钱　厚杜仲三两　川断肉三两　甘杞子三两

上药煎四次，取极浓汁，加鹿角胶四两，龟版胶四两，均用陈酒炖烊，白冰糖半斤，熔化收膏。每早服三钱，临卧时服三钱，均用开水冲服。如遇伤风停滞等，暂缓再服可也。

临证笔记

先祖立方，必详书脉案、舌苔、病状、病理，辨其阴阳表里，究其经络藏腑。尝谓济万云：若此五者，缺一不可。而于伤寒温病等类，尤当以六经为最要，明证之所在而治之，方能切中也。济万侍诊九载，自愧识浅。惟遇门诊出诊之奇险重杂者，记而录之。因医案之刊，而附于后，俾知先祖用意之所在，触类旁通云尔。

同孚路余先生之子　年方九岁。初则出痘，继而疡痱遍生。经前医投以清凉解毒之剂，数十余剂，疡痱渐愈，而形肉日削，胃呆不纳，求治于先祖。见其来庼也，不能行走，环跳膝盖处浮肿，皮色不红，按之亦不痛。自云入夜痠胀异常，若筋粗强硬之状。诊其脉细，舌色淡白、质绛。余先生谓两房只此一子，承桃宗祀，倘有不测，奈何奈何。先祖云：此证乃痘浆未化之毒，混处血脉络间。寒凉太过，流入阴分。且脾胃生生之气已受损，健运受纳，均失其职。脾虚则生湿，胃弱而生痰，湿痰凝聚，荣卫不得流通。症属流注、流痰之类。所患者破溃不敛，则成疮痨。此时尚可设法，冀其消散也。内服阳和汤，麻黄、熟地、肉桂、炮姜、芥子、生草节、鹿角胶、鹿角霜，加入党参、白术、陈皮、红花、牛膝、半夏；外用自制双料阳和膏，盖贴肿处。嘱服十剂。迨二次复诊，已不用背曳扶持，即能行走矣。并云：米粥一日可服四碗。视其面色，亦见光华。后改汤为丸，服半月余便愈。因思此证，虽不谓险谓奇，前后共诊两次，即收全功，妙在神速也。

岁在癸亥仲秋，后马路益记号主方姓，延先祖诊治。由其夫人详述病因。先患吐血，症由初夏起见，方血之来也，盈盏成盆。初服苓、连、生地、知母、石膏、白芍、黄柏，寒凉收涩之剂，两帖而血止。未逾五日，忽加咳嗽。改延他医，谓吐血之后，而见咳嗽者，每易入于损门，当拟滋阴清降之剂。如是者，连服一月余，罔无效验，反增喘促、泄泻，入夜潮热，形瘦骨立，精神痿软。医告技穷，并云势将不起矣。先祖诊脉毕，处方用桑皮、桑叶、茯苓、甘草、桂枝、桃仁、地榆炭、紫菀、款冬、半夏、苡仁、枇杷叶，嘱服三剂。泄泻渐止，潮热亦减，但咳而音哑。再以桂枝、地榆，易杏仁、桔梗。服后音声亦扬。后用培土生金法，山药、茯苓、白术、甘草、陈皮、半夏、杏、贝等，调理全愈，功成。济万心有所疑，乃问于先祖。盖病起于吐红，更加潮热、喘促，明是阴亏火旺之象，滋阴降火之法，何以不验而转剧。先祖云：是证脉来左濡涩，右寸关大。病原固属于火，而寒凉太过，致离经之血，瘀凝于络，阳气被遏，不得流通，气滞生痰，痰瘀交并，肺气不利，而咳嗽声哑。是当温化去瘀，导血归经也。《脉经》云：涩为气滞。气乃血之帅，气滞则血凝。惟久病中土已伤，脾不健运。故一面去瘀化痰，一面温脾通阳。至于阴虚火动之潮热，脉当细数；今右脉滑大，非阴虚之潮热明矣。且两足欠温，两尺脉弱，寒凉激火而上行。中气既寒，在上之火，不能下降矣。因知医不难于用药，而难于识症。幸也病痊，否则人必目余为偏见，又将何辨乎！

徐氏妇 年近三旬。寡居八载，住城内小木桥。于壬戌之春，患四肢肿痛，手掌足跗更甚，若触动之，则痛彻于心，且不能转侧稍移。如是者十余日，昼夜呼号，无有定时。延先祖治。出前方，尽是去风化湿，独活寄生汤之类。间有用玉屏风散者，服之口并不燥，胸亦不闷，惟肿痛反剧。诊其脉，两手均弦细而数，舌质淡红。自述痛处觉热。先祖云：此历节风也，俗名痛风。立方投桂枝白虎汤加减而倍石膏（桂枝六分，石膏一两，知母钱半，大地龙三钱、酒洗，桑枝四钱）。嘱服两剂，病势略减。乃更方，去桂枝，加用羚羊、白薇两味。又服两剂，肿消其半，而痛亦十减六七，调理半月，得以全愈。盖以寡居多郁，郁则木失条达之机，肝阴虚而肝火易炽，火盛化风，特趋入络，耗伤荣血所致。按历节风一症，有属寒者，有寒化热者，有完全属热者。考之《金匮》，寒者，乌头汤为主方，寒初化热者，桂枝芍药知母汤。化热已盛者，后贤借用桂枝白虎汤。若本体阴虚，肝火入络，病因乃完全属热者，则以千金羚羊角散为最妙。此症即仿千金法，故而得效。

长浜路侯姓 年五十一，孤居已十载矣。病呃逆。医投丁香、柿蒂、旋覆、代赭，数剂不愈。改延西医亦无效，乃延先祖诊治。时先祖适以出症蚌埠，为倪督军治病，乃由济万代症。按脉洪数有力，右关尤甚，舌根黄腻。面赤如醉，呃声频频不断。问其大便，燥结不行者，三四日矣。此乃胃热移肺，肺不受邪，邪正相拒，呃声乃作。右关属胃，胃为阳土，宜通宜降，土燥便结，出门不通，热气不得下行，反从上逆。旋覆、代赭，虽能重镇，不能除热，热不去则呃不止，丁香、柿蒂，乃治呃之属于寒热夹杂者，尤不对症，故无效验。因用生石膏五钱，酒制大黄三钱，元明粉二钱、冲，肥知母钱半，黄芩钱半，竹叶卅张，枳实钱半。处方既竟，病家以方太峻，有难色。余曰病者体质阳素有余，加以孤居，亢阳尤甚。面赤虽似戴阳，然脉来洪数有力，实属胃家实热。仲圣云：面热如醉，乃胃热上冲，加大黄以利之，非虚症可比。虽属高年，当从实治。此方决无妨碍，病家方敢照方服药。一剂而腑气通，再剂而呃逆止。后以调养胃阴，渐渐而愈。

李益平　通州人，贩布至申，寓于新旅社二十七号。患少腹痛。痛处有一筋扛起，上冲则呕，下坠则利。绵延半月余，求治于先祖。出前方，有以谓疝气者，有以谓奔豚者，所服之方，尽属苦辛通降之剂，病势仍然不进不退。惟得腹内响鸣，有矢气则略觉松畅。视其面色黑暗，按其脉象濡涩，舌苔灰腻。痛处手不能近。先祖云：此寒瘀为患，已成积聚矣，久则必为痃癖，非大剂温通不可。乃投以附、桂、炮姜、红花、制军、枳实、金铃子、小茴香，并用香附末二两、食盐末二两，酒醋炒热，以熨其腹痛处。明日又来邀诊，谓昨夜服药之后，腹内响鸣异常，连得矢气数十，忽而便大泻。视所出之物，色灰黑而粘腻，其臭难当。共泻六次，今日病势已减十之六七，虽作亦微矣。因更方去制军炭、枳实，加砂壳八分、延胡索一钱，再服二剂，痛果全止。后调理旬余而痊。盖以其人，未病之前，宿娼者数次，且喜服水果，所以有寒瘀之积聚也。

王左　经云：怒伤肝，恐伤肾。二志交并，真藏内损，烦劳则阳气扰动，适值春木之令，络血随气而上溢，吐血盈盏成碗。欬呛气逆，脉弦而数，舌质光。血去过多，阴炁下空，致木来刑金，肺津不能输布。症属下损，难许完功。

蛤粉炒阿胶三钱　抱茯神三钱　旱莲草三钱　北沙参三钱　川象贝各三钱　咸秋石三钱　黛蛤散四钱，包　甜光杏三钱　生甘草六分　藕汁二两　童便—酒杯，冲服

刘左　肾精下损，乏附液以上承，浮阳上灼，咽痛不肿不红，妨于咽食，加以咳嗽喘促。是下焦丹田，不司收纳，冲脉之气上逆所致。前医叠投凉润，不下五十余剂，反而胃弱便溏。脉濡小，则知中土已绥，生气不振矣，又岂治嗽之可疗哉。故虽属治咳之良法，实为酿病之祸端也。今仿劳怯不复，当以固真扶胃，亦培土生金之意，冀望加谷则吉。

潞党参三钱　淮山药三钱　云茯苓三钱　广橘白—钱　生甘草六分　甘杞子二钱　五味子三分　生白术三钱　川象贝各二钱　熟谷芽四钱　香稻叶露—斤，煎汤代水，并每日另服四两，代茶

二诊　服药十五剂，便溏结，纳谷亦增。喘虽平而咳未止，脉仍濡软，咽痛稍瘥。中宫得运，胃气得醒矣。肺津尚未能输布。甘能生津，仍宗前法。倘逐步转机，或可许效。

此证乃镇江刘姓，慕先祖名而来申诊治者。共诊三次，服药四十余剂，便告全功。因知久病劳损，扶养中土为第一要法。所谓人以胃气为本，得谷自昌。长孙济万志。

跋 一

　　《内经》详针灸，至伊尹始刱汤液治病，南阳张仲景，精阐而明辨之，医道大彰。所著一百一十三方，有非此方不能治此病，非此药不能成此方之妙，后世医家，莫不奉为圭臬。而后贤著作之外，复刊行医案，殆参仲师之成法，奏利济之肤功，所以征古而信后也。先严悬壶海上，垂四十年，活人隆誉，溢于妇孺之口，毋容元彦缕述。惟平日视诊纷烦，无暇著作，所有历年医案，为门弟子抄存者，弥堪珍宝。窃缅先严逝世，瞬已年余，海内明德之士，往往垂询先严身后有无著作刊行。元彦惟惶惟恐，不知所对。爰将先严手订《喉痧症治概要》，首付剞劂。至先严历年临诊医案，由长侄济万汇编刊刻。全书为卷十五，为目四十二，附以外科方案，别为一册，留先泽于世间，示后人以阶梯。元彦等不肖之愆，或可稍减已乎。

时在民国十六年丁卯仲冬月次男元彦谨识

跋 二

　　先祖没之二年，济万始将《思补山房医案》四卷付梓。并泣志于卷尾曰：自先祖离乡井，侨寓沪渎，数十年来，医名被浦江南北，病者既争延颂，医家又以得获方案抄传为幸。辛酉冬，中医学会成立。济万爰请命先祖，谨辑方案付刊杂志，以期有慕先祖名而不得列于门墙者，得之亦足以观摩忻赏焉。乃所辑未成完璧，而先祖遽于昨岁弃养，门生故旧，嗟叹之余，因嘱济万续事逻辑，俾成全豹。既从事告竟，即付削青，盖不特感门生故旧之谊，亦以告慰先祖天上之灵也。夫济万少侍先祖读医籍，先后临证十二年，虽日亲夕炙，而以赋性鲁钝，所获不能得先祖十之半。今者书斋依旧，遗砚犹存，回忆趋庭，永不可再。披对斯集，不知涕泪之横流矣，呜呼！

　　　　　　　　　　丁卯十一月长孙男济万谨志

附录　新旧计量换算表

旧制计量	法定计量（克）	旧制计量	法定计量（克）
1 厘	0.03125	6 钱	18.75
5 厘	0.15625	7 钱	21.875
1 分	0.3125	8 钱	25
5 分	1.5625	9 钱	28.125
1 钱	3.125	1 两	31.25
2 钱	6.25	5 两	156.25
3 钱	9.375	8 两	250
4 钱	12.5	16 两	500
5 钱	15.625	1 斤	500